最新 臨床検査学講座

保健医療福祉概論

編集
高木　康

医歯薬出版株式会社

「最新臨床検査学講座」の刊行にあたって

　1958年に衛生検査技師法が制定され，その教育の場からの強い要望に応えて刊行されたのが「衛生検査技術講座」であります．その後，法改正およびカリキュラム改正などに伴い，「臨床検査講座」（1972），さらに「新編臨床検査講座」（1987），「新訂臨床検査講座」（1996）と，その内容とかたちを変えながら改訂・増刷を重ねてまいりました．

　2000年4月より，新しいカリキュラムのもとで，新しい臨床検査技師教育が行われることとなり，その眼目である"大綱化"によって，各学校での弾力的な運用が要求され，またそれが可能となりました．「基礎分野」「専門基礎分野」「専門分野」という教育内容とその目標とするところは，従前とかなり異なったものになりました．そこで弊社では，この機に「臨床検査学講座」を刊行することといたしました．臨床検査技師という医療職の重要性がますます高まるなかで，"技術"の修得とそれを応用する力の醸成，および"学"としての構築を目指して，教育内容に沿ったかたちで有機的な講義が行えるよう留意いたしました．

　その後，ガイドラインが改定されればその内容を取り込みながら版を重ねてまいりましたが，2013年に「国家試験出題基準平成27年版」が発表されたことにあわせて紙面を刷新した「最新臨床検査学講座」を刊行することといたしました．新シリーズ刊行にあたりましては，臨床検査学および臨床検査技師教育に造詣の深い山藤　賢先生，高木　康先生，奈良信雄先生，三村邦裕先生，和田隆志先生を編集顧問に迎え，シリーズ全体の構想と編集方針の策定にご協力いただきました．各巻の編者，執筆者にはこれまでの「臨床検査学講座」の構成・内容を踏襲しつつ，最近の医学医療，臨床検査の進歩を取り入れることをお願いしました．

　本シリーズが国家試験出題の基本図書として，多くの学校で採用されてきました実績に鑑みまして，ガイドライン項目はかならず包含し，国家試験受験の知識を安心して習得できることを企図しました．国家試験に必要な知識は本文に，プラスアルファの内容は側注で紹介しています．また，読者の方々に理解されやすい，より使いやすい，より見やすい教科書となるような紙面構成を目指しました．本「最新臨床検査学講座」により臨床検査技師として習得しておくべき知識を，確実に，効率的に獲得することに寄与できましたら本シリーズの目的が達せられたと考えます．

　各巻テキストにつきまして，多くの方がたからのご意見，ご叱正を賜れば幸甚に存じます．

2015年春

医歯薬出版株式会社

序

　2000年に臨床検査技師学校のカリキュラムが改正され，時代の要請から新たに専門基礎分野として「保健・医療・福祉と医学検査」という科目が加えられた．本書の前進である「臨床検査学講座　保健医療福祉概論」は，その後の医療法の改正，診療報酬制度の改正など医療制度改革をふまえたテキストとして刊行され，好評を得ている．

　このたび，「臨床検査学講座」が「最新臨床検査学講座」に刷新されることとなった．これを機に，「保健医療福祉概論」も見直しを行い，改訂することとした．「国家試験出題基準平成27年版」に沿った内容とし，より最新の情報を分かりやすく解説するために専門家を迎え，実用性の高いテキストを目指した．理解を助けるために2色刷とし，多くの写真や図，表を多用し，さらに本文中のより詳しい解説が必要な語句・事項は側注として理解を深める工夫をした．保健医療福祉は時代とともに変遷し，これに伴う統計は重要であるので適宜本文中に掲載した．

　現在の医療はチーム医療・多職種連携医療といわれ，医療の専門職がチームを組んで患者診療（患者もチーム医療の一員）を行っている．このため，臨床検査技師がチーム医療の一員として専門能力を発揮するには，わが国の保健医療福祉に関する制度をよく理解しておく必要がある．本書では，わが国だけでなく諸外国の保健医療福祉制度についても説明している．また，前版で好評であった"医学の歴史"は医療人として知っておくべき教養として改版・補足して掲載した．さらに，患者への対応，医の倫理と患者の権利など，医療人として働くうえで必要な多くの事項についてまとめている．また，チーム医療の一員として他職種と十分な連携ができるように，他の医療職種の職務・役割についても学習できるようにした．

　臨床検査技師を目指している学生諸君ばかりでなく，現場で活躍されている臨床検査技師の皆さんも本書を活用していただき，医療人としての幅広い知識と教養を身につけ，チーム医療，患者医療，ひいてはわが国の保健医療福祉の向上に貢献していただきたい．

2018年初春

著者を代表して
高木　康

● 編　集　　　高木　康　昭和大学名誉教授

● 執筆者（50音順）　後藤　孝也　大東文化大学教授（スポーツ・健康科学部健康科学科）
　　　　　　　　　　高木　康　（前掲）

最新臨床検査学講座
保健医療福祉概論
CONTENTS

はじめに ………………………………… 1
- I 健康と病気 ……………………… 1
- II 医学と医療 ……………………… 1
- III キュアからケアへ ……………… 2
- IV hospital ………………………… 2

第1章 医学の歴史 ……………… 3
- I 医学の起源 ……………………… 3
- II 原始医術 ………………………… 3
- III 古代の医学 ……………………… 4
  - 1 メソポタミアの医学 …………… 4
    - 1) 医神ニンギシダ 5
    - 2) 生薬 5
    - 3) 外科手術 5
    - 4)『ハンムラビ法典』と医書 5
  - 2 エジプトの医学 ………………… 6
    - 1) 医神トート 6
    - 2) 紙の発見と医書 6
    - 3) ミイラづくり 6
  - 3 ギリシャの医学 ………………… 7
    - 1) アスクレピオスの神殿医学 7
    - 2) アスクレピオスの杖 7
    - 3) ヒポクラテスの液体病理学 7
    - 4) ヒポクラテスと尿検査 8
    - 5) ヒポクラテスの誓い 8
    - 6) ヒポクラテスの箴言 8
  - 4 アレキサンドリアの医学 ……… 8
  - 5 ローマの医学 …………………… 9
    - 1) ガレノス 9
    - 2) 公衆衛生の発達 10
  - 6 インドの医学 …………………… 10
    - 1) ススルタ 10
    - 2)『Ayurveda』 10
    - 3) 検尿 10
  - 7 中国の医学 ……………………… 11
    - 1)『淮南子』 11
    - 2)『内経』 11
    - 3)『傷寒論』『金匱要略』 11
- IV 中世の医学 ……………………… 11
  - 1 ビザンチン医学 ………………… 12
  - 2 アラビアの医学 ………………… 12
    - 1) ギリシャ医学の翻訳 12
    - 2) 薬学,化学の進歩 12
    - 3) アヴィセンナ 13
    - 4) ラーゼス 13
    - 5) 尿検査 13
  - 3 中世のヨーロッパ医学 ………… 13
    - 1) 僧院医学 13
    - 2) らい（ハンセン病）とペストの流行 14
    - 3) サレルノ医学校 14
    - 4) 大学の勃興 14
    - 5) 尿検査 14
  - 4 中世の中国医学 ………………… 14
    - 1)『諸病源候論』 15
    - 2) 陰陽五行説 15
    - 3) 本草学 15
    - 4) 李朱医学 15
- V 近世の医学 ……………………… 15
  - 1 15〜16世紀の西洋医学 ………… 15
    - 1) 解剖学の発達 15
    - 2) 化学医学派 16
    - 3) 外科の発達 16
  - 2 17世紀の西洋医学 ……………… 16
    - 1) 血液循環の発見 16
    - 2) 顕微鏡の発達 16
    - 3) 臨床医学の発達 17
  - 3 18世紀の西洋医学 ……………… 17
    - 1) 病理解剖学の発達 17
    - 2) 打診法 17

3）種痘　17
　4　19世紀の西洋医学……………………18
　　1）聴診器の発見　18
　　2）麻酔法の進歩　18
　　3）微生物学の進歩　18
　　4）消毒法の発見　18
　　5）病理学の進歩　19
　　6）尿検査　19
　　7）X線，ラジウムの発見　19
　5　近世の中国医学…………………………20
　　1）『本草綱目』　20
　　2）伝統医学　20
　6　20世紀の医学……………………………20
　　1）病原微生物の発見　20
　　2）内分泌学の進歩　21
　　3）ビタミンの発見　21
　　4）免疫血清学の進歩　21
　　5）発がんの研究　21
　　6）血液型の発見　22
　　7）化学療法と抗生物質（抗菌薬）の発見　22
　　8）公衆衛生の進歩　22
　　9）外科手術の進歩　22
　　10）画像診断，核医学の進歩　23
　　11）内視鏡の発達　23
　　12）医用電子工学の発達　23
　　13）リハビリテーション医学の発達　23
　　14）遺伝子治療　24
　　15）再生医療　24
Ⅵ　日本の医学………………………………24
　1　古代………………………………………24
　2　飛鳥・奈良時代…………………………24
　3　平安時代…………………………………25
　4　室町時代…………………………………25
　5　安土桃山時代……………………………25
　6　江戸時代…………………………………25
　7　幕末時代…………………………………26
　8　明治維新と日本の医学…………………28
　9　明治以降の医学部・医科大学…………28

第2章　病院の各部門の役割………33

Ⅰ　医療部門…………………………………33
　1　医師・歯科医師の業務…………………33
　　1）応招の義務　33
　　2）無診察治療等の禁止　33
　　3）異状死体等の届出義務　34
　　4）処方せんの交付義務　34
　　5）保健指導を行う義務　34
　　6）診療録の記載と保存　34
Ⅱ　薬剤部門…………………………………34
　1　服薬指導…………………………………35
　2　薬剤の調製………………………………35
　3　医薬品情報管理業務（DI業務）………35
Ⅲ　看護部門…………………………………35
Ⅳ　臨床検査部門……………………………36
Ⅴ　放射線部門………………………………37
Ⅵ　リハビリテーション（rehabilitation）部門……………………………………37
Ⅶ　診療録管理部門…………………………38
Ⅷ　給食部門…………………………………39
Ⅸ　医療福祉相談部門………………………39
Ⅹ　臨床工学部門……………………………40
Ⅺ　事務部門…………………………………40
Ⅻ　歯科関係…………………………………41
XIII　その他の部門……………………………41

第3章　わが国の医療制度…………43

Ⅰ　通常の医療………………………………43
　1　一次医療（primary medical care）……43
　2　二次医療（secondary medical care）……44
　3　三次医療（tertiary medical care）……44
　4　救急医療…………………………………45
　　1）救急医療システムにおける階層　45
Ⅱ　重点的対策がとられている医療………46
　1　地域で対応する医療（地域医療）……46
　　1）へき地保健医療計画　46

2）地域住民の健康・衛生を支える行政機関　47
　2　生活習慣病に対応する医療 …………… 48
　3　高齢者に対応する医療（高齢者医療）
　　………………………………………… 49
　　1）高齢者医療確保法，介護保険法，老人福祉法　49
　　2）後期高齢者医療制度　50
　　3）介護保険制度　52
　　4）地域包括ケアシステム　53
　　5）健康日本21（第二次）　54
　　6）平均寿命と健康寿命　56
　4　終末期に対応する医療（終末期医療：terminal care） ………………………… 57
Ⅲ　特殊な医療（行政手続きなどが必要な場合がある医療） ………………………… 57
　1　精神疾患に対応する医療 ……………… 57
　2　感染症に対応する医療 ………………… 59
　　1）感染症指定医療機関　60
　　2）感染症患者への医療機関の対応　62
　　3）わが国における重要な感染症　63
Ⅳ　難病に対応する医療 …………………… 68
Ⅴ　災害時における医療 …………………… 69
　　1）DMAT（Disaster Medical Assistant Team）による医療　70
　　2）CBRNE災害に対応する医療　70
　　3）放射線被ばくにおける救急救命医療　70

第4章　医療提供体制 …………………… 71

Ⅰ　医療施設 ………………………………… 71
　1　診療所 …………………………………… 72
　2　一般病院 ………………………………… 72
　3　療養病床（療養病床群） ……………… 72
　4　特定機能病院 …………………………… 73
　5　地域医療支援病院 ……………………… 73
Ⅱ　病院の開設者 …………………………… 74
Ⅲ　医療従事者の供給 ……………………… 75

Ⅳ　医療従事者の身分 ……………………… 77
Ⅴ　わが国の医療制度の特徴 ……………… 78
Ⅵ　医療法の改正 …………………………… 79
Ⅶ　医療保険の種類 ………………………… 80
　1　被用者保険 ……………………………… 80
　2　国民健康保険 …………………………… 81
Ⅷ　診療報酬支払い制度 …………………… 82
　1　出来高払い方式 ………………………… 82
　2　包括支払い方式 ………………………… 82

第5章　諸外国の医療制度 ……………… 83

Ⅰ　各国の医療費の状況 …………………… 83
Ⅱ　病床数 …………………………………… 83
Ⅲ　臨床医，看護職員数 …………………… 84
Ⅳ　平均在院日数（急性期） ……………… 85
Ⅴ　諸外国の医療制度との比較 …………… 85
　1　アメリカの医療制度 …………………… 85
　　1）FFS（Fee For Service）方式　86
　　2）HMO（Health Maintenance Organization）方式　86
　　3）PPO（Preferred Provider Plan）方式　86
　　4）POS（Point of Service）方式　86
　2　イギリスの医療制度 …………………… 86
　3　フランスの医療制度 …………………… 87
　4　ドイツの医療制度 ……………………… 88
　5　スウェーデンの医療制度 ……………… 89

第6章　患者の心理 ……………………… 91

Ⅰ　患者の心理的特徴 ……………………… 91
　1　心気傾向 ………………………………… 91
　2　自己中心性 ……………………………… 91
　3　依存性 …………………………………… 92
　4　被暗示性 ………………………………… 92
　5　猜疑心 …………………………………… 92
　6　劣等感 …………………………………… 92
　7　攻撃性 …………………………………… 92

- II 病気の経過と患者の心理状態 …… 93
  - 1 発病初期 …… 93
  - 2 療養期 …… 93
  - 3 回復期 …… 93
- III 悪性疾患であること（バッドニュース）に対する患者の受容 …… 93
  - 1 否認（否認と孤立） …… 94
  - 2 怒り …… 94
  - 3 取り引き …… 94
  - 4 抑うつ …… 94
  - 5 受容 …… 94

第7章 医の倫理と医療従事者の心構え …… 95

- I 医療チームの一員としての自覚 …… 95
  - 1 患者指向 …… 95
  - 2 接遇の問題 …… 95
  - 3 他の医療職種との協調 …… 95
  - 4 自己啓発・自己研鑽 …… 96
  - 5 医療事故防止 …… 96
  - 6 経営感覚 …… 96
- II 患者の権利の尊重 …… 96
  - 1 患者の権利 …… 96
  - 2 インフォームドコンセント …… 98
  - 3 プライバシーの保護 …… 98
  - 4 患者の知る権利と病名告知 …… 99
- III 死をめぐる諸問題 …… 99
  - 1 心臓死と脳死 …… 99
  - 2 脳死と臓器移植 …… 100
  - 3 安楽死と尊厳死 …… 100
  - 4 自然死, 老衰死 …… 101
  - 5 DNR（do not resuscitate：蘇生拒否） …… 101

索引 …… 102

側注マークの見方 国家試験に必要な知識は本文に, プラスアルファの内容は側注で紹介しています.

用語解説　　関連事項　　トピックス

●執筆分担
第1, 2章　　　高木　康
第3, 4, 5章　　後藤孝也
第6, 7章　　　高木　康

はじめに

I 健康と病気

　一般に「生体のすべての臓器がよく調和して完全に機能を営み，周囲の環境によく適応して生活している状態」を**健康**（health）という．すなわち，単に病気や虚弱であるという単純な考え方でなく，社会的な状態に対する適応性まで考慮して判断すべきものである．WHO（世界保健機構）の憲章前文にも「肉体的，精神的，霊的（spiritual）および社会的に完全に良好な動的状態であり，単に疾病または病弱の存在しないことではない」とすることが提案されている．

spiritual
"霊的"は正式に認定されていない．

　これに反して，肉体または精神に機能的または器質的な変化を生じ，それが自覚症状あるいは他覚所見として現れたときに**病気**または**疾病**（disease）という．しかし，健康と疾病の境界は必ずしも明確ではない．

　病気になった人を**患者**（patient）というが，これは"（苦痛に）耐えている人"という意味であることを理解し，患者の対応に際しては"ともに歩む心（Mitleidenschaft）"で接しなければならない．

II 医学と医療

　医学（medicine）とは疾病状態にある1人の患者を診断し治療する知識や技術をいうが，**医療**（health care あるいは health service）は，より広く，医学の周辺サービスまで含めた概念で使われている．すなわち，1人の人間が病気にかかってから，医療機関を選択して受診し，治療または投薬を受けて自宅に帰り，治るまで，あるいは入院して治療や看護を受けて治って退院するまで，あるいは時には後遺症が残ってそのケアを受け続ける．そのような発病から転機（結末）に至るまでの一連の医学とその周辺サービスを医療という．結局，これには保健・医療・福祉のすべてが含まれるので，「医療は医学の社会的適応である」ともいわれている．

medicine
ラテン語の動詞 medeor（癒す）からできた言葉．

　「日本国憲法」第25条〔生存権及び国民生活の社会的進歩向上に努める国の義務〕においても，「すべて国民は，健康で文化的な最低限度の生活を営む権利を有する」と定められており，これにより，国はすべての生活面において，社会福祉，社会保障および公衆衛生の向上・増進に努めなければならないのである．

「医療は医学の社会的適応である」
日本の医師で，日本医師会や世界医師会の会長を歴任した武見太郎（1904～1983）による言葉．医療は医学を実用化する社会技術であるとして，「医療は医学の社会的適応である」と定義した．

III キュアからケアへ

　キュア（cure）は主として医師が行う診断や治療の技術を意味する言葉である．医学の歴史上，あらゆる病気の原因を徹底的に究明し，なんとかして治療法をみつけ，その病気を根絶しようという徹底攻撃的な手法が今日の医学の発達をみたことはいなめないが，近年このような考えは反省されつつある．

　多くの病気のなかには後遺症が残るものがあり，また高度な医療によって救命することができてもあとに身体障害が残ったりして，患者の生活の質（QOL：quality of life）が著しく低下する場合もある．さらに，近年の人口の高齢化に伴って生じる老人病の多くは，完治させることがむずかしく，むしろ老化現象や病いと共存しながら生きていくための手法，すなわち支援や介助を主体とする医療が求められるようになり，これを**ケア**（care）とよぶようになった．

　近年，単にある臓器の病気や障害を治すのみでなく，それに伴う心理的影響をも含めて全人的治療を行うという，いわゆる心身相関に注目した医療を行うべきだとする **psychosomatic medicine**（**心身医学**）も重要視されるようになった．

　また，近年，healing（癒し）という言葉もよく使われるが，これは病気に伴う肉体的苦痛のみならず，心理的，精神的な苦痛の緩和や回復を主とする治療を意味する言葉である．これからの医療，特に高齢者医療や福祉の分野では，単に延命効果のみを考えるのではなく，患者の意思を尊重し，その生活の質を考慮した医療が主体となっていかなければならない．

　相補（補完）・代替医療（complementary and alternative medicine）も，近年わが国だけでなくヨーロッパ，アメリカなどでも注目されている．これは，中国医学（鍼灸，指圧，気功医療），インド医学（アーユルヴェーダ）などの伝統医学や，免疫療法，生薬，健康食品など，現在西洋医学において科学的に検証されていないか，あるいはまだ臨床応用されていない医療体制である．

IV hospital

　病院を英語では hospital というが，これはラテン語の hostis（見知らぬ人）→hospitalis（客を温かくもてなす）から由来する言葉である．host（客をもてなす主人役，宿主），hostess（女主人，女性サービス係），hospitality（厚遇，歓待），hotel，hostel（簡易宿泊所），hospice（末期がん患者の施設）などもみな同じ語源で，温かくもてなされなければならないことが源である．

QOL
一人ひとりの生活の質や社会的にみた生活の質であり，どれだけ人間らしく自分らしい生活を送り，人生に幸福を見出しているかを尺度としてとらえる概念．

鍼灸
身体に鍼（ハリ）や灸（キュウ）を用いた刺激をあてることで，多様な疾病への治療的な介入や健康増進を目指す医療技術である．

鍼
身体の特定の点に専用の鍼を刺入または接触させることで行う治療法で，中国医学の古典的理論に基づいて，中国・日本・韓国で発達した．

灸
経穴（ツボ）とよばれる特定の部位に温熱刺激を与えることで生理状態を改善させ，疾病を治癒させる伝統的な代替医療・民間療法であり，中国・日本・韓国・モンゴル・チベットなどで行われている．

アーユルヴェーダ
サンスクリット語のアーユル（Ayus/生命）とヴェーダ（Veda/科学）を組み合わせた「生命科学」の意味で，インド・スリランカ発祥の伝統医療である．

hospital
15世紀にヘンリ4世は，巡礼者をオオカミなどの野獣から守るため，各教会に命じて hospital をつくらせたという．hospital で働く私たち医療人としては，その語源をよく理解し，患者を温かくもてなす精神と患者中心の医療を心がけなければならない．

第1章 医学の歴史

昔から,「歴史は過去と未来の対話である (Edward H Carr)」「古きをたずねて新しきを知る(温故知新)(論語)」「愚者は経験に学び,賢者は歴史に学ぶ(Otto von Bismarck)」などといわれているように,医学の歴史を振り返ってみることによって,わが国の医学の進むべき方向を知ることができる.

I 医学の起源

医学の起源を特定することはむずかしい.おそらく1〜2万年前,現生人類の起源とともに医術らしきものはあったであろう.動物にさえも本能的医術は存在するといわれている.ホベルカはその例として,骨折した銀狐は濡れた泥で湿布する,悪いものを食べた犬は長い草を喉に入れて吐く,消化不良の鳩は月桂樹の葉を食べる(月桂樹の唾液分泌,食欲増進作用),冬眠から覚めた熊は,まず苔を食べる(リトマス苔の下剤作用),傷をなめる(唾液の抗菌・殺菌作用),胎盤を食べる(乳腺刺激ホルモンなど),などをあげている.

人類の文化発祥の地としては,メソポタミア,エジプト,インド,中国があげられている.医学もまた,このような地域において人類文化とともに発達したと考えられている.私たちが現在学んでいる,いわゆる西洋医学は,メソポタミアを源流としてギリシャ・ローマ時代に大きく発展し,アラビア医学の影響も受け,そしてヨーロッパ諸国に引き継がれたものである.この間,アレキサンダー大王の時代にはインド医学も導入され,また,ローマ時代にはシルクロードを通って中国医学との交流もあった(図1-1).

II 原始医術

原始時代の人間には病気の原因を科学的に考察するだけの知識がなかったため,病気にかかって苦しむのは,悪霊が宿ったからとか(悪霊説),先祖の悪行のたたりであるとか(因果応報説),もっぱら非科学的な原因しか考えられなかった.したがって病気の治療も,悪魔を追い出すために,叩く,護摩を焚く,加持祈祷をする,呪術を施す,あるいは過去の悪行の償いをするなど,いわば**魔法医術**であった.これらのなかには後世,宗教と結びついて**宗教医学**へと発展していったものもある.

現代においても,アジアにおけるshaman(まじない師),下北半島恐山のイ

Edward H Carr (1892〜1982)
イギリスの歴史家,政治学者,外交官.

論語
孔子と彼の高弟の言行を,孔子の死後,弟子達が記録した書物.

温故知新
歴史・思想・古典など昔のことをよく調べ研究し,そこから新しい知識や見解を得ること.

Otto von Bismarck (1815〜1988)
ドイツ統一の中心人物で,ドイツ帝国首相を務め,「鉄血宰相」の異名をとる.

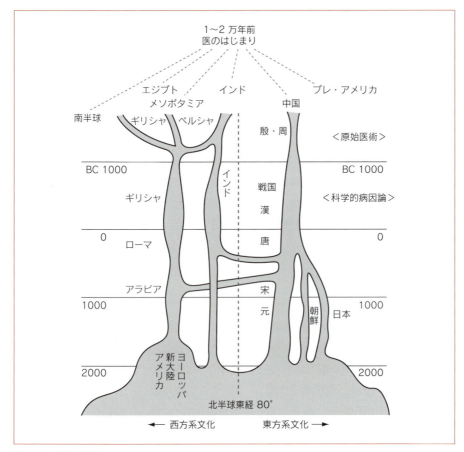

図 1-1　医学の歴史

タコ，アフリカやメキシコにおける witch doctor（魔女医者），アメリカインディアンにおける medicine man（祈祷師）などと称せられる人々は，このような原始医術に近いものを施している．

また，他人がどのようにして病気を治したか，どうすれば病苦が軽くなったかなどを聞いて，それを実行するという**経験医学**（遍歴医）も当然行われていた．

> **イタコ**
> 日本の北東北で口寄せを行う巫女．

Ⅲ 古代の医学

1　メソポタミアの医学

　紀元前 4000 年ごろ，シュメール人がチグリス，ユーフラテス両川に囲まれた「肥沃な三日月地帯」に侵入して楔形文字，天文学などの文化を発展させ，紀元前 2000 年ごろにはバビロニア王国が建設された（**図 1-2**）．
　バビロニア時代の医学は，次のような内容であった．

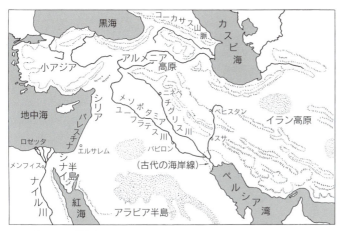

図1-2 メソポタミア

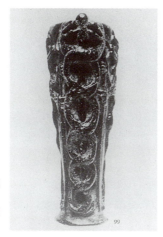

写真1-1 医神ニンギシダに捧げられたビーカー
(Lyons & Petrucell『Medicine』より)

1) 医神ニンギシダ

紀元前2000年ごろ，医神ニンギシダに捧げられた儀式用のビーカーには不老不死の象徴とされた2匹の蛇が絡まった彫り物があり，これが後世，医学のシンボルとなったとされている（**写真1-1**）.

2) 生薬

センナ葉，ザクロ根，大麻，ケシ，マンダラゲなど250種以上の植物性薬，180種以上の動物性薬，120種以上の鉱物性薬が使用されていたという．

3) 外科手術

乳房切断，穿頭術，眼球摘出術などが青銅の手術器具により行われていた．

4) 『ハンムラビ法典』と医書

粘土板に書かれた世界最古の法律書．医書には，医師の地位，診療報酬，医

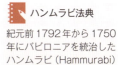

ハンムラビ法典
紀元前1792年から1750年にバビロニアを統治したハンムラビ（Hammurabi）王が発布した法典．

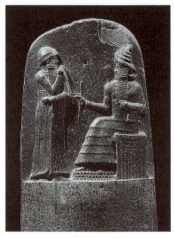
写真1-2 『ハンムラビ法典』

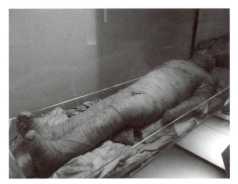
写真1-3 ミイラ

療過誤などが記載されている（**写真1-2**）．

2　エジプトの医学
　紀元前3500年ごろ，ナイル川の流域にエジプト文明が発達した．

1）医神トート
　エジプトには大勢の医神がいたが，最高の医神はトート（Thoth）とよばれ，とくに眼病を治療する神であった．また，紀元前2700年ごろの侍医イムホテプ（Imhotep）は医術に優れ，医神として祭られた．彼を祭った神殿には，医師を養成する医学校も付設されていた．
　また，太陽神Amonはギリシア語でAmmonとなり，これが後世アンモニア（ammonia）の語源となった．

2）紙の発見と医書
　パピルスと称せられる紙の発見により，多くの文献が残されているが，紀元前1900年ごろの『Kahun Papyrus（カフーンパピルス）』は最古の医書で，主として，婦人科，獣医学が記されている．

3）ミイラづくり
　エジプト人は，肉体を保存すればいつか霊魂が戻ってきて生き返るとの宗教観から，死体の保存，すなわちミイラづくりに励んだ．これは解剖学の発達におおいに貢献した．また，当時の病気を知るうえでも非常に役立っている（**写真1-3**）．

アンモニア
太陽神アモン（Amon）の寺院の近くから産する塩を「アモンの塩（sal ammoniacus）」といっていたが，当時食塩と尿からつくられていた白色粉末（塩化アンモニウム）を指すようになり，これから得られるものとしてアンモニアの名前となった．

婚約指輪
現代，婚約指輪を左手の薬指にはめる習慣は，エジプトのミイラづくりに携わった神官たちの，この指から出た筋だけが心臓に通じるとの誤った考えに基づくものとされている．

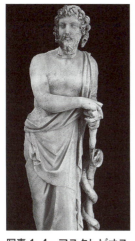
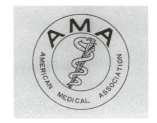

写真 1-4　アスクレピオス　　写真 1-5　アメリカ医師会のマーク

3　ギリシャの医学

　紀元前 3000 年ごろ，エーゲ海のクレタ島を中心とするミノア文明，本土のミケーナイを中心とするミケーネ文明が発達した．その後，ソクラテス（469 頃～399 BC），プラトン（427～347 BC），アリストテレス（384～322 BC）らによって，哲学をはじめとするいろいろな学問が発達した．彼らは多くの医学論文も書いている．

1）アスクレピオスの神殿医学

　太陽神アポローンの子アスクレピオス（Asclepios）は半神半人の医療の神で，その妻や子供たちもそれぞれ医療に関係する神々であったから，彼らを祭る神殿は病気療養の場所となり，紀元前 6 世紀のころからギリシャ全土で 320 カ所も建てられた．特に娘のヒュギエイアは，衛生の女神として知られている．当時の医療は，神聖な蛇を伴った神官による沐浴，睡眠，暗示，食事，運動療法などが主であった．

2）アスクレピオスの杖

　アスクレピオスの像は，1 匹の蛇が絡まった杖をもっているので（**写真 1-4**），これが後世，医学のシンボルと定められた（**写真 1-5**）．ちなみに，2 匹の蛇が絡まった杖は，商業の神メルクリウスのシンボルである．

3）ヒポクラテスの液体病理学

　ヒポクラテス（Hippocrates, 460～377?BC）は，エーゲ海のコス（Cos）島（**図 1-3**）に生まれ諸国を遍歴して修行を積み，コス島のプラタナスの樹陰で医学を弟子たちに教えた（**写真 1-6**）．このため，プラタナスは"医学の木"とよばれるようになった．

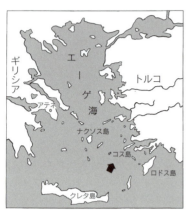

図 1-3　コス島

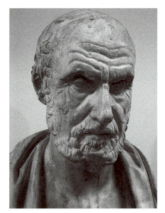

写真 1-6　ヒポクラテス

　彼は病気の原因をはじめて科学的に考察し，4種の原液〔血液（haima），粘液（phlegma），黄色胆汁（chole），黒色胆汁（melanochole）〕の混ざり具合が破綻したとき病気になるとし，これがコス学派の**液体病理説**のもとになった．これにより医学は従来の原始医術，経験医学から脱却し，科学的な医学へと発展しはじめたといえる．また彼は，予後の重要性を強調した．
　rheumatism（リウマチ）という病名や，melancholic（憂鬱な），humor（ユーモア）などという言葉も液体病理説に由来している．

4）ヒポクラテスと尿検査
　ヒポクラテスは尿観察の重要性を説き，『ヒポクラテス全集』のなかで尿に関する記述は 396 カ所に及ぶという．

5）ヒポクラテスの誓い
　『ヒポクラテス全集』は彼の死後，弟子たちによって書かれたものとされている．そのなかの「**ヒポクラテスの誓い**」は，部分的には現代社会に適合しない箇所も多いが，基本的に西洋医学における医の倫理の規範となっている（図 1-4）．

6）ヒポクラテスの箴言
　「生命は短く，技術（art）は長い．機会は去りやすく，経験は変動し，判断はむずかしい」という彼の言葉は，箴言として広く言い伝えられている．ヒポクラテスは，医学の歴史上「**医学の父**」と讃えられている．

4　アレキサンドリアの医学
　紀元前 333 年，アレキサンダー（英語表記では Alexander）大王がナイル川の河口に建設したアレキサンドリア市には，多くの医師，技術者，学者が集まり，大図書館も建設され，一大文化を形成した．ここにギリシャ医学も集大成

リウマチ
ギリシャ語のロイマ（rheuma：流れ）に由来している．関節が痛む病気は「頭部から悪い液体が流れ出て関節や他の身体各部に溜まって痛みを引き起こす」と考えられていた．

ユーモア（humor）
「体液」を意味するラテン語の「フモール」に由来し，「ユーモア」に変化を与えることで人の気質が変わり，笑いにもつながることから，人の心を和ませるようなシャレを意味するようになった．

箴言
戒めの言葉，教訓の意味をもつ短い言葉．

> 医神アポロン，アスクレピオス，ヒギエイア，パナケイアおよびすべての男神と女神に誓う，私の能力と判断にしたがってこの誓いと約束を守ることを．この術を私に教えた人をわが親のごとくに敬い，わが財を分かって，その必要あるとき助ける．その子孫を私自身の兄弟のごとくみて，彼らが学ぶことを欲すれば報酬なしにこの術を教える．そして書きものや講義その他あらゆる方法で私のもつ医術の知識をわが息子，わが師の息子，また医の規則にもとづき約束と誓いで結ばれている弟子どもに分ち与え，それ以外の誰にも与えない．私は能力と判断の限り患者に利益するとおもう養生法をとり，悪くて有害と知る方法を決してとらない．
>
> 頼まれても死に導くような薬を与えない．それを覚らせることもしない．同様に婦人を流産に導く道具を与えない．
>
> 純粋と神聖をもってわが生涯を貫き，わが術を行う．結石を切りだすことは神かけてしない．それを業とするものに委せる．
>
> いかなる患家を訪れるときもそれはただ病者を利益するためであり，あらゆる勝手な戯れや堕落の行いを避ける．女と男，自由人と奴隷のちがいを考慮しない．医に関すると否とにかかわらず他人の生活について秘密を守る．
>
> この誓いを守りつづける限り，私は，いつも医術の実施を楽しみつつ生きてすべての人から尊敬されるであろう．もしこの誓いを破るならばその反対の運命をたまわりたい．
>
> （小川鼎三『医学の歴史』より引用）

図1-4　ヒポクラテスの誓い

されていた．

この時代に，アレキサンドリアの医師ヘロフィロス（Herophilus, 300 BCごろ），イラシストラトス（Erasistratos, 300 BCごろ）は，解剖，生理，病理学の分野で多くの業績を残している．

5　ローマの医学

紀元前753年にロムルス（Romulus）とレームス（Remus）の双生児により建国されたローマは，紀元前272年には大ローマ帝国となった．古代ローマ時代は，医学上あまり多くの業績はなく，いわゆる暗黒時代であるが，次の2つは特筆すべきことである．

1）ガレノス

ガレノス（Galenos, 130〜201 AD）（**写真1-7**）は小アジアのペルガモンに生まれ，当時の医師の最高峰として皇帝マルクス・アウレリウスの侍医となった．彼はギリシャ医学を基礎として，さらに動物の解剖によって人体の構造，機能を科学的に明らかにし，『医学論』を著した．これは17世紀までヨーロッパにおける医学の聖典となった．

しかし，彼の著書にはいくつかの重要な誤りもあり，これが何百年もの間，信じられていた．とくに肝臓を中心として血液が循環するとした彼の説は，17世紀のウィリアム・ハーヴェイに至るまで，中世の暗黒時代を通じて疑われなかった．

Herophilus（335〜280 BC）
古代ギリシャの医学者で，アレキサンドリア医学校を創設したといわれる．duodenum（十二指腸）はヘロフィロスにより，人の指を12本並べた時の幅ぐらいの長さであることから名づけられた．

Marcus Aurelius Antonius（121〜180）
第16代ローマ皇帝．軍事より学問を好んだ皇帝で，五賢帝の一人．

William Harvey（1578〜1657）
イングランドの解剖学者，医師．血液循環説を唱えた．

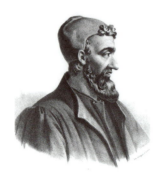
写真 1-7　ガレノス

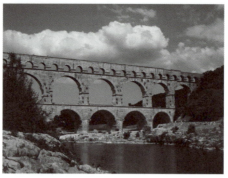
写真 1-8　水道橋

2）公衆衛生の発達

ローマ帝国は，都市の建設にあたって，まず下水道を設置し，また公衆浴場をつくった．これは，当時の建設技術の高さを示すとともに，伝染病，皮膚病などの予防におおいに貢献した．かつてローマ帝国の支配下にあったヨーロッパの諸都市には，今なお多くの水道橋がみられる（**写真 1-8**）．

6　インドの医学

紀元前 2500 年ごろにインダス川流域のモヘンジョダロ（Mohenjo-Daro），ハラッパ（Harappa）を中心とするインダス（Indus）文化が，またガンジス川流域には紀元前 1500～800 年にヴェーダ（Veda）文化が，紀元前 800～紀元 1000 年にはバラモン（Brahman）文化が栄えた．

1）スシュルタ

スシュルタ（Sushruta, 600 BC）は解剖，胎生，病理，衛生などに優れ，全 6 巻の外科に関する大医典を著した．このなかで，造鼻術（インド法）（**写真 1-9**），膀胱結石の手術などを記載している．また，760 種の薬草，動物由来の薬，金属塩などを治療に用いたという．天然痘の予防として，治癒した患者の**かさぶたを皮膚に植えつける方法**も行われていた．現代でも通用するような各種の外科手術器械も開発された（**写真 1-10**）．

2）『Ayurveda』

『アーユルヴェーダ（Ayurveda：生命の知識）』は，Veda, Brahman 時代の医学の集大成で，カラカ（Characa），スシュルタら大勢の学者によって書かれた．

3）検尿

紀元前 4 世紀にアレキサンダー大王がインドに侵攻した際，当時のインドで，糖尿病などを検尿によって診断していたことが記載されている．

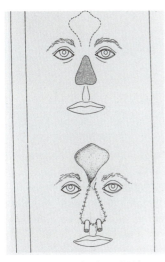
写真 1-9　造鼻術（インド法）

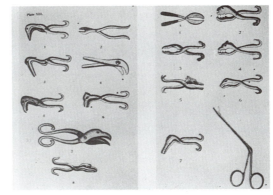
写真 1-10　各種外科手術器械

7　中国の医学

　紀元前 2000 年ごろ，黄河の流域に発達した中国文明では，すでに経験医学が発達していたという．

1）『淮南子』
　古書『淮南子』によれば，紀元前 2 千数百年前に神農（写真 1-11）が百草の味をなめ，70 の毒に遭いながら薬草を探し，医術を教えたという．これをもって，後世，中国と日本においては，神農を医神と崇めている．

2）『内経』
　黄帝が 6 人の医師と問答した記録である『内経』は，人体の生理，病因，病理，養生法などを論じた『素問』と，解剖，経路，鍼灸，按摩などを論じた『霊枢』の 2 部からなり，漢方第一の古典となっている．この『黄帝内経』（写真 1-12）は，京都の仁和寺に国宝として保存されている．

> **黄帝**
> 中国古代の伝説上の帝王で，衣服，貨幣，暦，医薬，音律などを定めたといわれる．

3）『傷寒論』『金匱要略』
　ローマ時代には，張仲景（140〜?）が古今を通じて名著とされる『傷寒論』と『金匱要略』を著している．『傷寒論』は主としてチフスなどの急性熱病と中風，『金匱要略』は急性熱病以外の多くの病気について論じている．

> **中風**
> 中気ともいい，後天的な半身不随，顔面，腕あるいは脚の麻痺，運動障害などの症候群である．

Ⅳ　中世の医学

　紀元 476 年に西ローマ帝国が滅亡するとともに，コンスタンティヌス（Constantinus）皇帝は都をコンスタンチノープルへ移し，東ローマ帝国を建設し

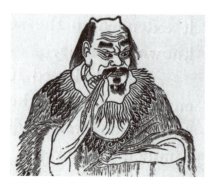
写真1-11 神農

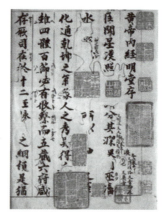
写真1-12 『黄帝内経』

た．以後，約1,000年に及ぶ中世の時代をビザンチン時代という．この時代には天然痘，ペスト，らい（ハンセン病），結核，梅毒などが大流行した．また，キリスト教が興隆し，彼らによる十字軍，僧院などが医学に大きな影響を与えた．

1 ビザンチン医学

この時代は戦乱が続き，学問の進歩はほとんど停滞し，暗黒時代とよばれるように，医学においてもガレノス以後，みるべき進歩はなかったが，皇帝の命を受けた医師たちによるローマ帝国時代の医書の翻訳，編集書が数多く出版された．

2 アラビアの医学

7世紀にマホメッド（Muhammad，570～632）が，片手に剣，片手にコーランを掲げて，アラビア半島，アフリカ，スペインなどを征服し，13世紀まで続くサラセン王朝を築いた．

1）ギリシャ医学の翻訳

この時代には，アリストテレス，ヒポクラテス，ガレノスなどギリシャ・ローマの医書のアラビア語訳に努め，さらにインドや中国の医学も加えてアラビア医学を確立し，バグダッドをはじめ各地に図書館や医学校，病院がつくられた．

2）薬学，化学の進歩

アラビアは麝香（じゃこう），伽羅木（きゃら），樟脳，桂皮その他多くの薬物が豊富で，薬学の研究が進んだ．さらに錬金術（alchemie）の影響で多くの化学物質や化学反応が発見された．

chemistryもエジプト語のalkīmīyá（黒い）に由来する．alは定冠詞で，

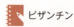
ビザンチン
東ローマ帝国の首都であるコンスタンチノープルは旧名をビュザンティオンということに由来している．

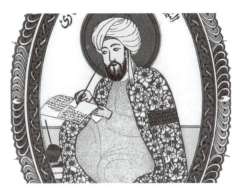
写真1-13　アヴィセンナ

alcohol, alkali, alembic（蒸留器），aniline, kalium, alizarin, amalgam などもすべてアラビア語である．

3）アヴィセンナ

アヴィセンナ（Avicenna，980〜1037）（**写真1-13**）は医師，詩人，哲学者，科学者，政治家で，その著書『医学の正典』（5巻）は，ギリシャ・ローマの古代医学を整然と記述した医学史上もっとも貴重な書とされている．

ヒポクラテス，ガレノス，アヴィセンナの3人を「三大医聖」と称する．

4）ラーゼス

ラーゼス（Rhazes，856〜923）はバグダッドの病院長で，ヒポクラテス医学の原則を守りながら，多くの薬剤をみつけ，天然痘と麻疹の療法を確立し，200冊余の著書を残した．

5）尿検査

第4代カリフ，アルハーディの時代には，すでに尿検査が行われていた．

10世紀ころの名医サービト2世の墓誌銘には，尿検査の名人であった旨が記銘されているという．

3　中世のヨーロッパ医学

1）僧院医学

中世のヨーロッパでは，キリスト教の強い影響で学問の発達は停滞し，医学も大きな進歩はみられなかったが，各地の修道院では僧侶の手によって信者に医療が施された．とくにローマの南方のモンテ・カシノ（Monte Cassino）にあったベネディクト派の修道院では，6世紀ごろから医療を主な活動目的として，病院をつくるなど，さかんに活動していた．

　墓誌銘
お墓にある板状の石碑のことを墓誌といい，石碑に刻まれた内容のことを墓誌銘とよぶ．古代エジプトやローマのころから始まっており，死者個人の功績や経歴を後世に伝えている．

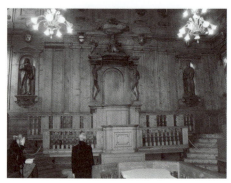

写真 1-14　ボローニア大学解剖室

2) らい（ハンセン病）とペストの流行

中世には民族の大移動と十字軍などの戦争により，伝染病がしばしば流行した．らい（ハンセン病）はギリシャ時代にもあったが，7〜8世紀から広がり，13〜14世紀に大流行した．ペストは，14世紀半ばにヨーロッパで大流行して人口の1/4が死に，黒死病として恐れられた．

これらの伝染病の予防のため，患者の隔離，上下水道，浴場の建設など，公衆衛生が発達した．

> **黒死病**
> ペストは罹患すると皮膚が黒くなることから黒死病とよばれていた．14世紀の大流行では，当時の世界人口が4億5000万人から3億5000万人にまで減少したという．

3) サレルノ医学校

ナポリの南にある景色のよい港町サレルノは保養地であったが，9世紀に医学校ができ，11〜12世紀にはヨーロッパで最も有名な医学のセンターとなった．ここで『養生訓』という衛生学の本や産科書が出版され，医師の免許制度も初めて確立された．医師をdoctorと称するのは，サレルノに始まったという．

> **doctor**
> ラテン語の「docere」に由来し，本来は「教える」という意味であり，「教育者」である．患者にわかりやすく教えることが重要な役割である．

4) 大学の勃興

12世紀ごろから，ヨーロッパ各地に大学が創設され，学問の発展におおいに貢献した．医科大学も，まずイタリアのボローニア（1158）に設立され，人体の解剖も初めて行われた（**写真 1-14**）．フランスのモンペリエ（1220），イタリアのパドヴァ（1222）などがこれに次いだ．

5) 尿検査

uroscopist（尿観察師）やpiss-prophet（尿予言者）などという職業もでき，病気の診断だけでなく，人の運命まで予言したといわれている．

4　中世の中国医学

漢の時代（202 BC〜220 AD）に医学が発展したので，今日でも中国医学を「漢方」と称している．

1)『諸病源候論』(610)

巣元方が隋の皇帝の命により疾病の原因，症状，診断，予後などを記述した医書．

2) 陰陽五行説

宋時代（960〜1126）には哲学や儒教が進歩し，**陰陽五行説**がさかんになり，医学の考え方もその影響を強く受けることになった．五行とは，木，火，土，金，水である．

五行に対応する内臓は，肝，心，脾，肺，腎で五臓と称し，六腑とは，胃，大腸，小腸，膀胱，胆，三焦で，合わせて五臓六腑という．

3) 本草学

宋時代にはすでに薬草の研究がさかんに行われ，数種類の立派な本も出版されている．

4) 李朱医学

元時代の李東垣は，五臓六腑の「気」の衰え，とくに陰である胃，脾が傷むと病気になるという『脾胃論』という本を著し，また朱丹渓はそれを発展させて陰不足説を唱えた．この2人を中心とする学派を**李朱医学**と称する．

「病気」，「元気」などの言葉の源は，この李朱医学にある．

> **五行**
> 木（木の花や葉で春の象徴），火（火・炎で夏の象徴），土（植物の芽が地中から発芽する様子で季節の変わり目の象徴），金（鉱物・金属で秋の象徴），水（命の泉で冬の象徴）．

> **三焦**
> 六腑の一つ．他の五腑と違い，働きだけあってカタチがないと記されているが，実体はリンパ管である．

> **病気**
> 百病は気に生ず（すべての病は気から生ずる）．「気」は気持ちだけでなく，ストレスのような目にみえない生体内外の影響因子を含んでいる．

> **元気**
> 昔は「減気」と書いて，悪い「気」が減って，健康に向かうことを意味していた．

V 近世の医学

15世紀のルネッサンスに始まる近世から現代にかけて，ヨーロッパ諸国においては，医学においても著しい進歩を遂げた．以下，各年代におけるその主な項目を列記する．

1 15〜16世紀の西洋医学

1) 解剖学の発達

ヴェザリウス（Andreas Vesalius, 1514〜1565）（**写真1-15**）は24歳でパドヴァ大学の解剖学教授となり，ガレノスの「血液は心室中隔の小孔を通って右から左へ流れる」という説を初めて否定した．彼の著書『人体の解剖に関する七つの本』（通称『Fabrica』）(1453) は，初めての近代的解剖書として名声を博した．

またこの時代に，北イタリアのボローニア，パドヴァ大学を中心に，レオナルド・ダ・ヴィンチ（Leonardo da Vinci），ファロッピオ（Gabriele Falloppio），エウスタキオ（Bartolomeo Eustachio），アランチオ（Giulio Cesare Arantio），ヴァロリオ（Costanzo Varolio），ファブリッチオ（Girolamo Fabrizio）らによって解剖学の基礎が築かれた．

> **Gabriele Falloppio (1523〜1562)**
> イタリアの解剖学者，医師．

> **Bartolomeo Eustachio (1524〜1574)**
> イタリアの解剖学者，医師．耳管（エウスタキオ管）や下大静脈弁（エウスタキオ弁）に名前が残されている．

> **Giulio Cesare Aranzio (1529〜1589)**
> イタリアの解剖学者．脳の海馬（hippocampus）の命名者．

> **Costanzo Varolio (1543〜1575)**
> イタリアの解剖学者でAranzioの弟子．中枢神経系(特に橋)の研究で有名．

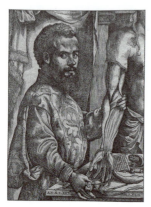
写真1-15 ヴェザリウス

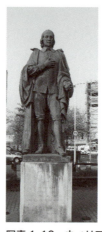
写真1-16 ウィリアム・ハーヴェイ

> Girolamo Fabrizio
> （1533〜1619）
> イタリアの解剖学者，外科医．ファロッピオの弟子．

2）化学医学派

　パラケルスス（Paracelsus, 1493〜1541）は，ヨーロッパを遍歴しながら，中世に錬金術として発達した化学の知識を医学に応用し，種々の化合物を薬として用いたので，化学医学派と称されている．

3）外科の発達

　パレ（Ambroise Paré, 1510〜1590）は，当時身分の低かったフランスの理髪外科医から身を起こし，軍医として従軍中，血管結紮による止血法や銃創の処置，種々の外科器具の考案などで名声を上げ，皇帝の侍医となった．

　彼は非常に謙虚な人で，「我は包帯するのみ，神が癒し給う」といった彼の言葉は，現代に至るまで外科医に対する箴言となっている．

2　17世紀の西洋医学

1）血液循環の発見

　1628年，イギリスの**ウィリアム・ハーヴェイ**（William Harvey, 1578〜1657）（**写真1-16**）の著した『動物における心臓と血液の運動の解剖学』は，肝臓を中心に血液は循環しているとした長い間のガレノスの説を完全に覆したものとして評価され，近代生理学の元祖と称されている．彼はまた「すべての動物は卵から生ずる」ことを唱え，発生学においても大きな功績を残した．

2）顕微鏡の発達

　顕微鏡は，1590年ごろ，オランダの**ヤンセン**（Hansen Z. Jansen）父子によって発明され，17世紀後半には，これを用いた多くの発見が発表された（**写真1-17**）．まずオランダの**レーヴェンフック**（Anton van Léeuwenhoek, 1632〜1723）がカビや細菌を観察した論文を発表し，イタリアの**マルピーギ**

> 理髪店のサインボール
> 中世ヨーロッパでは理容師が外科医を兼ねていた．このため，サインボールの赤は動脈，青は静脈，そして白は包帯を表しているという説がある．また，赤は血液を，白は包帯を表し，理髪店と外科を区別するために青を加えたとする説もある．

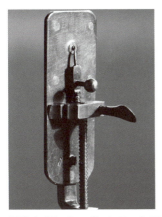
写真1-17 レーヴェンフックの顕微鏡

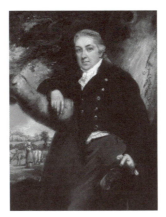
写真1-18 ジェンナー

(Marcello Malpighi, 1628〜1694) は毛細血管を発見して，ハーヴェイの説を裏付けた．

3）臨床医学の発達

イギリスのヒポクラテスといわれる**シデナム**（Thomas Sydenham, 1624〜1689）は，患者の臨床観察に力を注ぎ，臨床所見により病気を分類し，自然治癒力に重きをおくなど，臨床医学に貢献した．

3　18世紀の西洋医学

1）病理解剖学の発達

イタリアの**モルガニ**（Giovanni B. Morgagni, 1682〜1771）は，多数の人体解剖の所見を生前の臨床症状と照合し，それをまとめて『解剖所見による病気の所在と原因について』を著し，病理解剖学を樹立した．

2）打診法

ウィーンの**アウエンブルッガー**（Leopold J. Auenbrugger, 1722〜1809）は，父がブドウ酒の樽を外から叩いてその反響により残りを調べているのにヒントを得て，胸部打診法を思いついたといわれている．

3）種痘

イギリスの**ジェンナー**（Edward Jenner, 1749〜1823）は，牛乳搾りの娘が牛痘にかかると痘瘡にかからないといわれていることに注目し，1796年，8歳の少年に牛痘の汁を皮膚に擦り込んでその予防に成功した（**写真1-18**）．

> vaccine（ワクチン），vaccination（予防接種）
> ジェンナーが予防接種のための薬を牡牛（vacca）の牛痘（vaccinia）からとり，vaccine（痘苗）とよんだことに由来する．

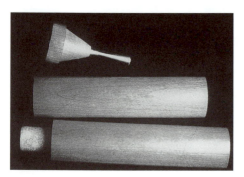
写真 1-19　ラエネック型木製聴診器

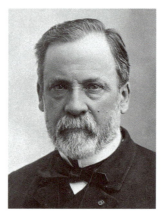
写真 1-20　パスツール

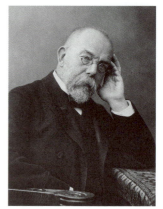
写真 1-21　コッホ

4　19世紀の西洋医学

1）聴診器の発見

ラエネック（René T. H. Laënnec，1781〜1826）はフランスの内科医であるが，1819年，胸部疾患の診断用に聴診器を発明し，これにより診断学がおおいに発展した（**写真 1-19**）．彼は往診の途中，子供たちが木材信号で遊んでいるのをみて，聴診器を思いついたという．

2）麻酔法の進歩

1846年，アメリカの**モートン**（William T. G. Morton，1819〜1868）がエーテル麻酔法を，翌年にはイギリスの**シンプソン**（James Y. Sympson，1811〜1870）がクロロホルム麻酔法を発表し，これがその後の外科手術の発展に大きく寄与した．

3）微生物学の進歩

パスツール（Louis Pasteur，1822〜1895）（**写真 1-20**）はフランスの化学者で，物の腐敗，発酵の問題から微生物を研究し，低温殺菌法（pasteurization）を発見した．また，炭疽病や狂犬病の予防ワクチンの作製に成功した．

これ以後，この世紀における微生物学の進歩は目覚ましく，ドイツの**コッホ**（Robert Koch，1843〜1910）（**写真 1-21**）による結核菌，コレラ菌（1882年），**北里柴三郎**（1852〜1931）によるペスト菌（1894年），**志賀潔**（1870〜1957）による赤痢菌の発見（1897年）などが相次いだ．

4）消毒法の発見

ウィーンの産婦人科医である**ゼンメルワイス**（Ignanz P. Semmelweis，1818〜1865）（**写真 1-22**）は，産褥熱の研究から，塩化カルシウム液による手指および器具の消毒法を考案したが，不幸にもこれが世に認められたのは彼

木材信号

長い棒の両端に立って，片方が棒の端を引っかいた音をもう片方が棒に耳をつけて聞きとる遊び．ラエネックによって研究開発された最初の聴診器は，長さ31 cm，直径3.8 cmの円筒状で，外部からの雑音を遮断するため中心に直径7 mmの小さな穴を開けた木製のものだった．

ゼンメルワイス

「患者を殺していたのは医師の手である」との論文を発表して医師の批判を受けたが，リヒターが細菌感染予防の消毒法を創始し，1889年パスツールが「ゼンメルワイスが消し去ろうとしていた殺し屋とは連鎖球菌である」と発表した．

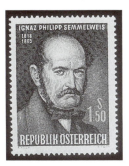
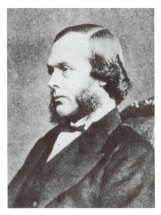
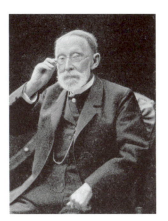

写真 1-22　ゼンメルワイス　　写真 1-23　リスター　　写真 1-24　ウィルヒョウ

の死後であった．

　イギリスの**リスター**（Joseph Lister, 1827～1912）（**写真 1-23**）は，1867年，手術に際して傷口や手指，器具などを石炭酸に浸したのち行うという消毒法を創始し，これが術後創傷化膿を防ぐ安全な無菌手術のはじまりとなった．

5) 病理学の進歩

　ドイツの**ウィルヒョウ**（Rudolf Virchow, 1821～1902）（**写真 1-24**）は，顕微鏡を用いて細胞や組織の病的変化を研究し，いわゆる液体病理学に代わる**細胞病理学**を樹立した．同時に，彼は「すべての細胞は細胞より生ずる（omnis cellula e cellula）」という生物学の鉄則をつくった．

6) 尿検査

　この時代になってはじめて科学的尿検査が始まった．腎臓病の父とよばれるブライト（Richard Bright, 1789～1858）が尿の加熱凝固反応成分を蛋白とし，定性・定量的尿化学分析の基礎を築いた．また，Bence Jones 蛋白も 19世紀末にイギリスで発見された．

7) X線，ラジウムの発見

　1895 年，ドイツの**レントゲン**（Wilhelm Conrad Röntgen, 1845～1923）（**写真 1-25**）はエックス線を発見し，第 1 回のノーベル物理学賞に輝いた．これが今日の放射線診断学の幕開けである．

　フランスの**キュリー夫妻**〔Pierr Curie（1859～1906），Marie Curie（1867～1934）〕（**写真 1-26**）はラジウム放射能を発見し，ここに悪性腫瘍に対する放射線治療が始まった．キュリー夫妻はノーベル物理学賞を，マリーはさらに化学賞も，彼女の長女夫妻も化学賞を受賞している．ピエールは 1906 年，事故で死亡した．

蛋白

「蛋白質」の「蛋」は卵を意味し，卵白に蛋白質が多く含まれることに由来する．英語の「protein」は「最も大切なもの」を意味するギリシア語の「プロテイオス」に由来している．

ノーベル賞

ダイナマイトの発明者である Alfred B. Nobel（1833～1896）の遺言にしたがって 1901 年に創設された賞である．物理学，化学，生理学・医学，文学，平和および経済学の 6 分野で世界的に顕著な功績を残した人物に贈られる．

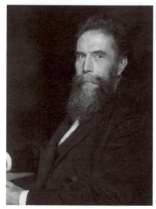
写真 1-25　レントゲン

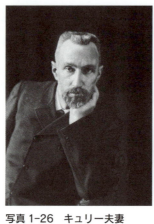
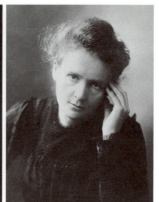
写真 1-26　キュリー夫妻

5　近世の中国医学

1)『本草綱目』
明時代の李時珍(1518～1593)は,『本草綱目』52巻を著し,1,892種の動・植・鉱物にわたる薬物を記載した(**写真 1-27**).

2) 伝統医学
針治療は,古代から黄河文化圏の種族が,身体露出部に刺し器などで刺激を加えて苦痛の緩和を図っていたことから次第に発達し,ついに身体の特定部位における刺激点(経穴＝つぼ)や,経穴の間を結ぶ特殊な連絡網(経絡)の発見により,今日の鍼灸医学が確立した.針麻酔もこの一種である(**写真 1-28**).

灸治療は,皮膚に火熱を加えて苦痛の緩和を図ったことから発達し,一種の異種蛋白療法へと発展した.

按摩は黄帝の時代から記載されている治療法で,マッサージや指圧療法へと発展した.

6　20世紀の医学
20世紀における医学の進歩は目覚ましく,枚挙にいとまがない.それらのいずれが後世の医学の歴史に残る業績かは現時点では論じがたいので,主な項目を列挙するにとどめる.

1) 病原微生物の発見
梅毒スピロヘータの発見に引き続き,発疹チフスリケッチア,天然痘(痘瘡),狂犬病,インフルエンザ,ポリオなどのウイルスの発見は,ワクチン療法の開発,抗生物質(現在では抗菌薬)の発見,伝染病の予防へとつながった.

> **按摩**
> 「按」には「押さえる」,「摩」には「なでる」という意味があり,なでる,押す,揉む,たたくなどの手技により生体のもつ恒常性維持機能を反応させて健康を維持させる手技療法である.

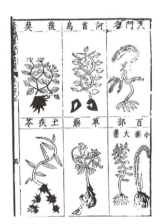
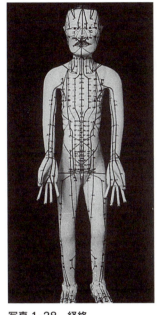

写真 1-27 『本草綱目』　　写真 1-28 経絡

2）内分泌学の進歩

フランスの**ベルナール**（Claude Bernard, 1813〜1878）がグリコーゲンの研究により内分泌という概念を確立し，またカナダの**バンチング**（Frederick G. Banting, 1891〜1941）（**写真 1-29**）が膵臓からインスリンを抽出して以来，甲状腺，下垂体，副腎，性腺などのいわゆるホルモンの発見，治療への応用が進んだ．

3）ビタミンの発見

1911 年，**鈴木梅太郎**（1874〜1943）（**写真 1-30**）によるオリザニン，ポーランドの**フンク**（Casimir Funk, 1884〜1967）による**ビタミンの発見**に続き，各種のビタミンが発見され，栄養学の進歩に貢献した．

オリザニン

ビタミン B_1（塩酸チアミン）の商標名．鈴木梅太郎が米糠（こめぬか）から抽出して分離し，イネのラテン名 oryza からオリザニンと命名した．

4）免疫血清学の進歩

20 世紀に入って抗原抗体反応や免疫現象の研究が進み，梅毒の血清検査法，各種の抗体検査法，胸腺リンパ球の研究，さらにはアレルギー現象とその治療法などが進歩し，免疫血清学という新しい分野が確立した．

5）発がんの研究

1915 年，**山極勝三郎**（1863〜1930）と**市川厚一**がウサギの耳にコールタールを塗布してがんをつくって以来，**吉田富三**の肝臓癌，**杉村隆**の消化管癌の実験的作製などが続き，発がんのメカニズムが明らかにされた．また，アメリカの解剖学者**パパニコロウ**（George N. Papanicolaou, 1883〜1962）（**写真 1-**

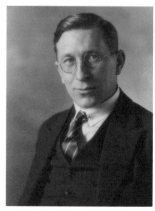
写真1-29 バンチング

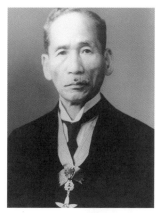
写真1-30 鈴木梅太郎

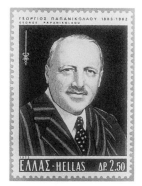
写真1-31 パパニコロウ

31）による細胞診の考案は，がんの早期診断におおいに役立っている．

6）血液型の発見

1901年，**ランドシュタイナー**（Karl Landsteiner, 1868～1943）（**写真1-32**）がABO型を，さらにMN, Rhなどの各種血液型を発見したが，これは安全な輸血法，さらには大手術の進歩に大きな貢献をした．

7）化学療法と抗生物質（抗菌薬）の発見

1909年，**エールリッヒ**（Paul Ehrlich, 1854～1915）と**秦佐八郎**（1938～1973）による梅毒に対するサルバルサンの発見は化学療法の先駆けとなった．また，イギリスの**フレミング**（Alexander Fleming, 1881～1955）（**写真1-33**）が青カビの一種から細菌の発育を阻止する物質を発見し，ペニシリンを抽出したが，これがその後，無数の**抗菌薬（抗生物質）**発見につながり，感染症に対する抗菌薬療法が発達した．今日では，MRSA, VRE, MDRPなど耐性菌の出現が大きな問題になりつつある．

MRSA : methicillin-resistant *Staphylococcus aureus*

VRE : vancomycin-resistant enterococci

MDRP : multi-drug resistant *Pseudomonas aeruginosa*

8）公衆衛生の進歩

20世紀における環境衛生の改善，栄養の改善，各種検診事業の普及，公害の研究，衛生思想の普及など公衆衛生の進歩は，予防注射の普及と相まって，急性伝染病や結核，らい（ハンセン病）などを著しく減少させた．特に痘瘡は，1980年，WHOによりその絶滅が宣言されるに至った．

9）外科手術の進歩

20世紀における麻酔法，輸血，抗菌薬（抗生物質）の進歩，機械器具の進歩などにより，外科手術は著しく進歩したが，特に脳，心臓などに対する手術は，驚くべき発展を遂げた．さらに，心，肝，腎，角膜などの臓器移植へと発展し

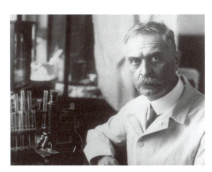
写真1-32 ランドシュタイナー

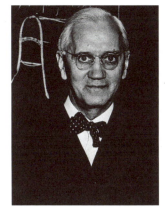
写真1-33 フレミング

た．

10）画像診断，核医学の進歩

1913年，**キャノン**（Walter B. Cannon, 1871〜1945）による造影剤を用いての胃腸撮影は，その後の消化管診断に大きく貢献した．また各種放射性同位元素による診断，治療は，いろいろな臓器の病変診断におおいに役立っている．さらに，近年における超音波診断装置，CT，MRI，PETなどの開発は，診断学を画期的に進歩させた．

11）内視鏡の発達

20世紀後半から，胃カメラ，ファイバースコープなどの応用により急速な発展を遂げた内視鏡（endoscope）は，各種臓器の診断・検査のみならず外科的手術にも応用され，近年飛躍的発展を遂げつつある．

12）医用電子工学の発達

心電図，脳波，筋電図をはじめとする各種の電子工学を応用した医療用機器の開発は，人体の生理学的検査に重要な役割を果たしている．さらに各種自動分析機器，血球計数装置の発達と相まって，臨床検査は20世紀に飛躍的発展を遂げた．

13）リハビリテーション医学の発達

近年における理学療法，作業療法，言語療法などリハビリテーション医学の発達は，疾病の予後を改善し，社会復帰を促進し，高齢社会におおいに寄与している．

CT：computed tomography，コンピュータ断層撮影

MRI：magnetic resonance imaging，核磁気共鳴画像法

PET：positron emission tomography，陽電子放射断層撮影法

理学療法
運動機能が低下した人に対し，運動，温熱，電気などの物理的手段を用いて運動機能の維持・改善を促す療法．

作業療法
身体障碍者，精神障碍者，慢性疾患患者に対して，紙細工，木工，陶芸などの作業を通じて治療を行う方法．

14）遺伝子治療

遺伝子治療は，1990年にアデノシンデアミナーゼ（ADA）欠損症患者に始まり，X連鎖重症複合免疫不全症でも成功している．しかし，*ADA*遺伝子あるいはγc鎖遺伝子をTリンパ球あるいは造血細胞に導入することで，死亡事故や白血病を発症するなど副作用も多く，遺伝子治療はしばらく停滞した．

2000年代に入り，がん治療に遺伝子治療が導入された．細胞破壊作用のある遺伝子をがん細胞に直接導入する直接法と，がん細胞で特異的に増殖し，正常細胞では増殖しない性質をもつ抑制増殖型ウイルスを用いる間接法がある．また，がん細胞に対する細胞傷害性Tリンパ球の働きを増強する方法も開発された．

最近では心血管病変や神経変性疾患なども遺伝子治療の対象となり，特に後者ではパーキンソン病に対する遺伝子治療も開発されるようになった．今後も大きな進展が期待される．

> γc鎖（common γ鎖：共通γ鎖）
> X連鎖重症複合免疫不全症の原因がIL-2受容体γ鎖であることが判明したが，このγ鎖は他のサイトカイン（IL-4，IL-7，IL-9，IL-15，IL21）受容体にも共通するため，共通γ鎖（common γ chain：γc）とよばれている．

15）再生医療

再生医療とは，事故や病気で失われた身体の細胞・組織・器官などの再生や機能の回復を目的とした医療で，従来はリハビリテーション，人工関節，義肢，人工血管などの人工材料を用いた工学的アプローチ，皮膚移植，骨髄移植，臓器移植などの生きた細胞を用いる細胞・臓器移植などが行われてきた．

しかし1998年，アメリカで胚性幹細胞（ES細胞：embryonic stem cell）の分離培養技術が確立され，さらに2006年，京都大学の山中伸弥教授らが，分化多能性をもつ人工多能性幹細胞（iPS細胞）の作製法を確立したことなどにより，すべての細胞・組織・器官をつくり出すことができるようになった．それを応用して動脈硬化・心筋梗塞・肝硬変・糖尿病などの生活習慣病や，さらにはパーキンソン病，筋ジストロフィなどの難病の治療にも新しい道が開けつつある．

> iPS細胞：induced Pluripotent Stem cells

Ⅵ 日本の医学

1 古代

わが国では，古代から大国主命（おおくにぬしのみこと）が医薬の神として崇められていた．

西暦414年には，允恭（いんぎょう）天皇の病気治療のため新羅から金武（こんむ）という医師が来日し，治療にあたったという．その後も朝鮮医学とかなりの交流があった．

2 飛鳥・奈良時代

608年，小野妹子が遣隋使として派遣されたとき，恵日（えにち）と福因（ふくいん）の2人が医学修業のため随行し，15年もとどまって医学を学んだのち帰国し，隋の医学をわが国に広めた．

大化の改新（645）に際して「近江令」「大宝令」「養老律令」がつくられた

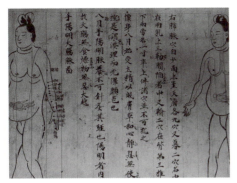
写真 1-34 『医心方』

が，そのなかに医療令もあったという．また，この時代に**施薬院**，**悲田院**が置かれた．

754 年には，唐の名僧で医学にも通じた鑑真（688〜763）が来日し，聖武天皇の命により医学教育にもあたった．

3　平安時代

984 年に，**丹波康頼**が巣元方の『諸病源候論』をもとに『**医心方**』30 巻を編集した．これは，多くの隋・唐の医書から出典をあげて抜粋したもの（**写真 1-34**）で，当時の中国医学を知るうえで貴重な本である．1984 年，国宝となった．

4　室町時代

田代三喜（1465〜1537）は明に 13 年間留学し，李朱医学を学んで帰国後，関東の古河で医学を広めた．また，その弟子である**曲直瀬道三**（1507〜1595）は名医の誉れ高く，京都の啓迪院で医学を教えた．

5　安土桃山時代

この時代にポルトガルの商船が種子島に漂着し（1543），宣教師**フランシスコ・ザビエル**が来日し（1549），医師**アルメイダ**（Louis de Almeida）が大分に洋式病院をつくる（1557）など，いわゆる南蛮医学との交流が始まった．とくに戦乱の時代を背景に，**南蛮流外科**が導入された．

6　江戸時代

吉益東洞（1702〜1773）は**名古屋玄医**，**後藤艮山**らの古医方派から発展して，「**万病一毒論**」を唱えた．

後藤艮山の弟子である**山脇東洋**（1705〜1762）（**写真 1-35**）は，1754 年に京都で刑死体の解剖を行った．これがわが国における人体解剖の第 1 例である．彼はその際，従来の五臓六腑の概念と所持していた Vesling の解剖書の内

Johann Vesling（1598〜1649）
ドイツ生まれで，イタリアで活躍した解剖学者．著書『ヘスリンキース解体書』は，『解体新書』の参考になったとされる．

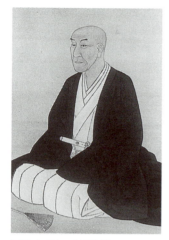
写真 1-35　山脇東洋

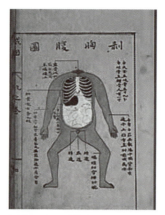
写真 1-36　『蔵志』

容とのあまりの違いに驚き，その所見をまとめて『蔵志』（写真 1-36）を著した（1759）．たとえば五臓六腑には膵臓は含まれておらず，「膵」という字も，1805 年に出版された宇田川玄真の『医範提綱』で初めて用いられた国字である．

　1771 年，**前野良沢**，**杉田玄白**（写真 1-37），**中川淳庵**の 3 人は，千住小塚原刑場で行われた人体解剖を見学し，その所見が彼らの所蔵していたドイツの Kulmus の解剖図譜のオランダ語訳本『ターヘル・アナトミア』に正確に描かれていることを知り，その翻訳を志し，苦心の末，約 4 年後に『**解体新書**』（写真 1-38）を刊行した（1774）．また，その間の苦労は**杉田玄白**（1733～1817）の『**蘭学事始**』（1815）に詳しく述べられている．この『解体新書』は，日本における西洋医学導入の先駆けとなったばかりでなく，広く西洋文化への幕開けとなった．

　神経という術語は，杉田玄白によって初めてつくられ，『解体新書』で公表されたものである．

　賀川玄悦（1700～1777）は，1766 年に著した『**産論**』のなかで，世界で初めて胎児が倒立していることを明らかにしている．

　1804 年，紀州の外科医，**華岡青洲**（はなおかせいしゅう）（1760～1835）（写真 1-39）は，麻沸湯（通仙散）という麻酔薬を用いて初めて乳癌の摘出手術を行った．これは，Morton のエーテル麻酔手術に先立つこと 40 年である．麻沸湯の効果を試すため，彼の母と妻が実験台となり，妻はそのために失明したという．

7　幕末時代

　幕末にわが国の医学界にもっとも大きな影響を与えたのは，ドイツ人医師の**シーボルト**（Philipp Franz von Siebold, 1796～1866）（写真 1-40）である．彼は長崎出島（写真 1-41）のオランダ商館の医官として 1823 年に来日

神経
オランダ語の「zunuw」の訳として，「神気」と「経脈」を合わせてつくられた造語で，「神気」は精神を表し，「経脈」は経路を意味している．

William Thomas Green Morton（1819～1868）
米国の歯科医師．エーテル麻酔の発明者．

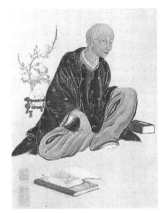
写真 1-37　杉田玄白

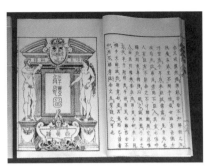
写真 1-38　『解体新書』

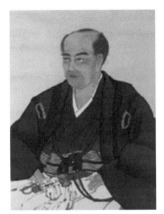
写真 1-39　華岡青洲

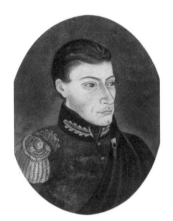
写真 1-40　シーボルト

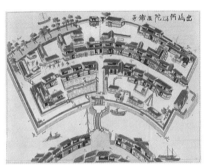
写真 1-41　長崎出島

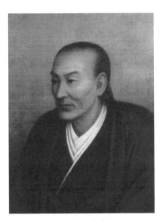
写真 1-42　緒方洪庵

し，滞日6年の間に鳴滝塾で美馬順三，岡研介，高野長英，伊藤圭介，二宮敬作ら，多くの優秀な門人を育てた．彼らはのちに医学界のみならず明治維新に際してもそれぞれ大きな貢献をした．

1828年，台風でオランダ船が難破した時，その積み荷のなかに禁制品（地図）があり，そのためシーボルトは国外追放となった．オランダのライデンに帰った彼は，そこでわが国滞在中に収集した資料をもとに『ニッポン』『日本動物誌』『日本植物誌』など貴重な著作を刊行している．1859年には許されて再度来日した．

シーボルトが長崎で結婚した妻タキとの間に生まれた娘イネは，わが国最初の女医となり活躍した．

緒方洪庵（1810〜1863）（**写真 1-42**）は，1847年に『病学通論』という病理学の訳書を出すとともに，大阪に**適塾**という蘭学塾を開いて多くの人材を教育した．そのなかには，大村益二郎，長与専斉，福沢諭吉らがいた．

8　明治維新と日本の医学

シーボルトの弟子の1人である伊藤玄朴（1800〜1871）は，お玉ヶ池の「**種痘所**」（1858）建設の中心となり，これが1861年には「西洋医学所」となり，1867年の明治維新後「大学東校」（1869）を経て「東京帝国大学医学部」（1877）へと発展した．

9　明治以降の医学部・医科大学

現在（2020年）82校ある医系大学は，「旧帝大」「旧制医大」「旧医専」「新設国公立医大」「新設私立医大」に分けられる．それぞれの時代や政策によって設立されてきた．

明治・大正時代に設立された帝国大学には，医学科（部）が設立された．たとえば，東京大学は1877（明治10）年設立と同時に医学科が設置され，京都大学は設立された2年後の1899年に医学科が設置された．旧帝大とは，東京大学，京都大学，九州大学，東北大学，北海道大学，大阪大学，名古屋大学である．

1923〜1924年にかけて，それまでの医学専門学校が医科大学に昇格した．たとえば，千葉大学医学部は1882年県立千葉医学校として設置され，1901年に千葉医学専門学校に改称した．そして，1923年に官立医科大学官制改正により千葉医科大学に昇格した．同様な大学が新潟大学，金沢大学，岡山大学，長崎大学，熊本大学，京都府立医科大学である．

一方，研究優先の活動をしていた国公立大学医学部に対して，臨床や実学としての医学，臨床医の育成を目指した私立の医学専門学校・医科大学が設立された．1904年には済生学舎を基にする日本医学校が開設され，1926年に日本医科大学が設立された．慈恵会医科大学は1905年に私立として初めて医学専門学校として指定され，1921年に大学令により日本初の単科医科大学として許可された．また，慶応大学は1917年，北里柴三郎を医学部長に迎えて医学科が設立された．

第一次世界大戦，第二次世界大戦と戦争が続くと臨床医の需要が増加し，医学専門学校が国公立ばかりでなく，私立でも続々と設立された．国公立には弘前大学，東京医科歯科大学，横浜市立大学，群馬大学，信州大学，岐阜大学，三重大学，大阪市立大学，和歌山県立医科大学，奈良県立医科大学，神戸大学，鳥取大学，広島大学，山口大学，徳島大学，鹿児島大学，札幌医科大学，福島県立医科大学，名古屋市立大学（後者3校は女子医専）があり，私立には岩手医科大学，昭和大学，順天堂大学，日本大学，大阪医科大学，久留米大学，東京女子医科大学，東邦大学，関西医科大学（戦後に大学に昇格）がある．

その後，医療の地域格差が問題になり，「1県1医大」「人口10万人に医師150人」を目指して1970年代の10年間に17国立大学（旭川医科大学，秋田大学，山形大学，筑波大学，富山大学，福井大学，山梨大学，浜松医科大学，滋賀医科大学，島根医科大学，香川医科大学，愛媛大学，高知医科大学，佐賀

医科大学，大分大学，宮崎大学，琉球大学）と防衛庁（省）直轄の防衛医科大学校が設立され，私立16大学（北里大学，杏林大学，帝京大学，東海大学，聖マリアンナ医科大学，埼玉医科大学，自治医科大学，獨協大学，金沢医科大学，愛知医科大学，藤田保健衛生大学，近畿大学，兵庫医科大学，川崎医科大学，福岡大学，産業医科大学）が設立された．2016年には東北医科薬科大学，2017年には国際医療福祉大学が国家戦略特区における医学部として新設された．

参照URL

写真1-2　ハンムラビ法典
　　　https://ja.wikipedia.org/wiki/%E3%83%8F%E3%83%B3%E3%83%A0%E3%83%A9%E3%83%93%E6%B3%95%E5%85%B8

写真1-3　ミイラ
　　　https://pixabay.com/ja/%E3%82%A8%E3%82%B8%E3%83%97%E3%83%88%E8%80%83%E5%8F%A4%E5%AD%A6%E5%8D%9A%E7%89%A9%E9%A4%A8-%E3%83%9F%E3%82%A4%E3%83%A9-%E5%8F%A4%E3%81%95-630297/

写真1-4　アスクレピオス
　　　https://www.google.co.jp/search?q=%E3%82%A2%E3%82%B9%E3%82%AF%E3%83%AC%E3%83%94%E3%82%AA%E3%82%B9&hl=ja&tbm=isch&source=lnt&tbs=sur:fmc&sa=X&ved=0ahUKEwjKzeSGppLWAhUKwrwKHT1RCkcQpwUIHQ&biw=1506&bih=1075&dpr=0.85#imgrc=xBOHRIPdTgGPiM:&spf=1504760602904

写真1-6　ヒポクラテス
　　　https://commons.wikimedia.org/wiki/File:Hippocrates_pushkin02.jpg

写真1-7　ガレノス
　　　https://commons.wikimedia.org/wiki/File:Galen_detail.jpg

写真1-8　水道橋
　　　https://pixabay.com/ja/%E6%B0%B4%E9%81%93%E6%A9%8B-%E6%B0%B4-%E7%9F%B3-%E4%BC%91%E6%97%A5-%E3%83%96%E3%83%AA%E3%83%83%E3%82%B8-%E3%82%A2%E3%83%BC%E3%82%AD%E3%83%86%E3%82%AF%E3%83%81%E3%83%A3-%E3%83%95%E3%83%A9%E3%83%B3%E3%82%B9-979211/

写真1-11　神農
　　　https://commons.wikimedia.org/wiki/File:Shennong3.jpg

写真1-12　黄帝内経
　　　https://commons.wikimedia.org/wiki/File:Koteidaikei_Myodo.jpg

写真1-13　アヴィセンナ
　　　https://ja.wikipedia.org/wiki/%E3%83%95%E3%82%A1%E3%82%A4%E3%83%AB:Avicenna-miniatur.png

写真1-14　ボローニア大学解剖室
　　　https://commons.wikimedia.org/wiki/File:Anatomical_theatre_of_the_Archiginnasio,_Bologna,_Italy_-_3_general_view.JPG

写真1-15　ヴェザリウス
　　　https://de.wikipedia.org/wiki/Datei:Vesalius_Fabrica_portrait.jpg

写真1-16　ウィリアム・ハーヴェイ
　　　http://www.geograph.org.uk/photo/403476

写真1-17　レーヴェンフックの顕微鏡
　　　https://commons.wikimedia.org/wiki/File:Leeuwenhoek_Microscope.png
写真1-18　ジェンナー
　　　https://ja.wikipedia.org/wiki/%E3%83%95%E3%82%A1%E3%82%A4%E3%83%AB:Edward_Jenner.jpg
写真1-20　パスツール
　　　https://ja.wikipedia.org/wiki/%E3%83%95%E3%82%A1%E3%82%A4%E3%83%AB:Louis_Pasteur.jpg
写真1-21　コッホ
　　　https://commons.wikimedia.org/wiki/File:Robert_Koch.jpg
写真1-23　リスター
　　　https://tr.wikipedia.org/wiki/Dosya:Joseph_Lister.jpg
写真1-24　ウィルヒョウ
　　　https://commons.wikimedia.org/wiki/File:Rudolf_Virchow01.jpg?uselang=ja
写真1-25　レントゲン
　　　https://commons.wikimedia.org/wiki/File:Wilhelm_R%C3%B6ntgen_by_Nicola_Perscheid_1915b.jpg
写真1-26　キュリー夫妻
　　　https://commons.wikimedia.org/wiki/File:Marie_Curie_Tekniska_museet.jpg
　　　https://commons.wikimedia.org/wiki/File:Pierre_Curie_by_Dujardin_c1906.jpg
写真1-27　本草綱目
　　　https://commons.wikimedia.org/wiki/File:Compendium_of_Materia_Medica_(1603)_1.jpg
写真1-29　バンチング
　　　https://upload.wikimedia.org/wikipedia/commons/5/57/F._G._Banting_1923.jpg
写真1-30　鈴木梅太郎
　　　https://commons.wikimedia.org/wiki/File:Umetarosuzuki-pre1943.jpg
写真1-32　ランドシュタイナー
　　　https://commons.wikimedia.org/wiki/File:Karlas_Landsteiner_1930.jpg
写真1-33　フレミング
　　　https://commons.wikimedia.org/wiki/File:Alexander-fleming.jpg
写真1-34　医心方
　　　https://commons.wikimedia.org/wiki/File:Isinnhou.jpg
写真1-36　蔵志
　　　https://ja.wikipedia.org/wiki/%E8%94%B5%E5%BF%97
写真1-37　杉田玄白
　　　https://commons.wikimedia.org/wiki/File:Sugita_Genpaku.jpg?uselang=ja
写真1-38　解体新書
　　　https://upload.wikimedia.org/wikipedia/commons/3/35/Kaitai-Shinsyo-Japan-published-1774.jpg
写真1-39　華岡青洲
　　　https://commons.wikimedia.org/wiki/File:HanaokaSeishu.gif?uselang=ja
写真1-40　シーボルト
　　　https://commons.wikimedia.org/wiki/File:%E3%82%B7%E3%83%BC%E3%83%9C%E3%83%AB%E3%83%88_%E5%B7%9D%E5%8E%9F%E6%85%B6%E8%B3%80%E7%AD%86.jpg?uselang=ja

写真 1-41　長崎出島
　　https://commons.wikimedia.org/wiki/File:Plattegrond_van_Deshima.jpg
写真 1-42　緒方洪庵
　　https://commons.wikimedia.org/wiki/File:Ogata.JPG?uselang=ja

第2章 病院の各部門の役割

I 医療部門

1 医師・歯科医師の業務

「医師法」によれば,「医師でなければ医業を行ってはならない(第17条)」(同様に歯科医師法第17条では「歯科医師でなければ,歯科医業をなしてはならない」)と定められている.したがって,他の医療関係職種が医行為の一部を診療の補助として行うに際しては,必ず医師の「指導」,「指導監督」,「指示」または「同意」のもとに行わなければならない.これは,1人の患者に対する医療を一定の方針のもとに一貫性をもって行うための基本的規定である.

医業とは「医行為を業とすること」で,**医行為**とは「人の疾病の診察又は治療,予防を目的とする行為」をいうが,狭義には「医師の医学的判断及び技術をもってしなければ人体に危害を及ぼし,また危害を及ぼすおそれのある行為」をいう.「業とする」は「医行為を反復継続し,またはその意志をもってなすこと」とされている.

実際の診療活動は,個々の医師,歯科医師の自発性に基づく自由裁量に委ねられているが(**医師の自由裁量権**),その反面,医師,歯科医師には医療の最終責任者としての各種の責任,義務が課せられている.

医師法
医師全般の職務・資格などを規定する法律.

1) 応招の義務(第19条)

「医師は,診察治療の求があった場合には,正当な事由がなければ,これを拒んではならない」

「診察若しくは検案をし,又は出産に立ち会った医師は,診断書若しくは検案書又は出産証明書若しくは死産証書の交付の求があった場合には,正当の事由がなければ,これを拒んではならない」

2) 無診察治療等の禁止(第20条)

「医師は,自ら診察しないで治療をし,若しくは診断書若しくは処方せんを交付し,自ら出産に立ち会わないで出産証明書若しくは死産証書を交付し,又は自ら検案をしないで検案書を交付してはならない.但し,診療中の患者が受診後24時間以内に死亡した場合に交付する死亡診断書については,この限りでない」

3）異状死体等の届出義務（第21条）

「医師は，死体又は妊娠4月以上の死産児を検案して異状があると認めたときは，24時間以内に所轄警察署に届け出なければならない」

4）処方せんの交付義務（第22条）

「医師は，患者に対し治療上薬剤を調剤して投与する必要があると認めた場合には，患者又は現にその患者の看護に当っている者に対して処方せんを交付しなければならない．ただし，患者又は現にその看護に当っている者が処方せんの交付を必要としない旨を申し出た場合……（中略）……においては，この限りでない」

5）保健指導を行う義務（第23条）

「医師は，診察をしたときは，本人又はその保護者に対し，療養の方法その他保健の向上に必要な事項の指導をしなければならない」

6）診療録の記載と保存（第24条）

「医師は，診療をしたときは，遅滞なく診療に関する事項を診療録に記載しなければならない（1項）」
「（診療録は，）5年間これを保存しなければならない（2項）」

なお，「**医療法**」により，病院の管理者は医師でなければならないと定められている．

II 薬剤部門

「薬剤師法」で「**薬剤師**は，調剤，医薬品の供給その他薬事衛生をつかさどることによって，公衆衛生の向上及び増進に寄与し，もって国民の健康な生活を確保するものとする」と定められている．

病院薬剤師の主たる業務は，長い間，院内薬局において医師の記載した処方せんに基づいて調剤を行うことであったが，1994年の法改正により，患者に対して直接服薬の指導をすることと，入院患者に投与する薬剤の調製が主業務となり，調剤は市中の調剤薬局の薬剤師の手に委ねること（**医薬分業**）が推進されることになった．ちなみに，2022年度における医薬分業率の全国平均は76.6％（前年度75.3％）である．また近年厚生労働省は，特許切れ後に臨床試験を省略して承認される「後発医薬品」〔generic（一般名）〕の使用を医療費の削減と患者負担の軽減のため推進している．後発医薬品シェア（後発医薬品の先発医薬品と後発医薬品を分母とした後発医薬品の数量シェア）は2013年度46.9％，2017年度65.8％，2021年度79.0％と増加している（各年度9月）．

医療法
医療を提供する体制の確保と国民の健康の保持を目的として制定され，病院，診療所，助産所の開設，管理，整備の方法などを定めている．

薬剤師法
薬剤師全般の職務・資格などに関して規定した法律．昭和36年2月1日に施行．

後発医薬品
医薬品の有効成分は一般名（generic name）で表せるので，後発医薬品は「ジェネリック医薬品」の言葉が使用されるようになった．また，「ゾロ品」「ゾロ薬」の名前も使用されている．

1 服薬指導

患者に医薬品の名称，保管上の注意，効能・効果，副作用などの情報を提供し，服薬の仕方を指導すること．個々の患者についての薬歴を情報として管理し，それに基づいて指導することが望まれている．

2 薬剤の調製

入院患者に使用する注射薬や点滴薬剤を調製すること．病棟における薬剤の管理や抗腫瘍薬などを中心とする点滴注射の調製も，徐々に看護師から薬剤師の手に移されつつある．

3 医薬品情報管理業務（DI業務）

院内で使用する薬品についての一切の情報を収集管理し，必要に応じて現場へ配布したり，問い合わせに答えること（DIとはdrug informationの略）．

一般病院における薬剤師の必要人数は，1998年の「医療法施行規則」の改正により「入院患者70人に対して1人，外来患者では処方せん75枚に対して1人」と規定されている．

III 看護部門

「**保健師**は，保健業務」，「**助産師**は，助産又は妊婦，じょく婦若しくは新生児の保健指導」，「**看護師**は，傷病者若しくはじょく婦に対する療養上の世話又は診療の補助」をなすことを業とする者と定められ，いずれも厚生労働大臣免許であるが，**准看護師**は，これらの業務を医師，歯科医師または看護師の指示を受けてなさねばならないし，都道府県知事の免許である．

病院の1看護単位は通常20～60床くらいで，それぞれに保健師，助産師，看護師，准看護師，看護助手などが届け出基準にしたがって配置される．ICU，CCU，NICUなどは，昼夜1床につき2～3人と最も多い看護師（でなければならない）の配置が規定されている．一般病床についても，平成18（2006）年度からは診療報酬上の看護基準として昼間の勤務体制の実態に合わせた表現に改められ，10：1体制が最高であったものが，新たに7：1体制が認められるようになった．しかし，これに伴って病院の看護師不足はいっそう深刻になり，2016年には患者の質・重症度に応じた看護基準に認定基準が変更され，10：1へ変更した病院もあるが，急性期病棟では依然7：1で医療を行っている病院が多い．病院の質・医療機能に応じた看護基準とすることで，看護師不足が解消されることが期待されている．

入院患者に対する看護は，まず患者の状態を評価し，看護計画を立て，実施し，さらに結果の評価を行うとともに，ADLの改善も指導する．

看護部門は，病院の医療関係職種のなかで最も多い人数を占め，また直接患者に接する機会の最も多い職種であるから，非常に重要な部門である．基本的

看護師と准看護師
看護師は厚生労働省の国家資格であるのに対して，准看護師は都道府県知事の免許である．准看護師は「医師（・歯科医師）・看護師の指示」に従って業務を行う．

ICU：intensive care unit
集中治療室

CCU：coronary care unit
冠疾患集中治療室

NICU：neonatal intensive care unit
新生児集中治療室

ADL：activities of daily living
日常生活動作

看護師数
厚生労働省 平成28年衛生行政報告例（就業医療関係者）の概況
平成28年（2016年）
就業看護師数
看護師　1,149,397
　　　　（1,056,749.0）
准看護師　323,111
　　　　（282,604.1）
実人員（常勤換算数）

に3交代制勤務でかなり激務であるため需要を満たせず，看護師不足が深刻な社会問題となっている．

教育体系として，近年は看護大学卒業者が急速に増えつつある一方，准看護師養成の廃止が問題になっている．

また厚生労働省は，医師の事前の指示に従い，手順書により一定の診療の補助ができる特定看護師（正式名は「特定行為に係る看護師」）制度を導入した（2015年10月）．この特定行為（21区分38行為）には，一時的ペースメーカの操作および管理，中心静脈カテーテルの抜去，直接動脈穿刺法による採血，各種薬剤（抗けいれん薬，抗精神病薬など）の投与などが含まれている．

Ⅳ 臨床検査部門

「**臨床検査技師**は，医師の指示の下に，微生物学的，血清学的，血液学的，病理学的，寄生虫学的，生化学的検査および厚生労働省令で定める生理学的検査を行うことを業とする者」である．**衛生検査技師**は法改正により，2011年3月をもって新規免許は交付できなくなった（ただし，それまでに免許を受けた者はこれまでと同様に業務を行うことができる）．

また，検査に必要な検体採取としては，採血がすでに許されているが，さらに2015年4月制定の「医療介護総合確保推進法6.チーム医療の推進」により，（ⅰ）インフルエンザ等のために，鼻腔拭い液，鼻腔咽頭拭い液，咽頭拭い液，鼻腔吸引液等により検体を採取すること，（ⅱ）細菌・真菌検査等のために，①表在組織から膿，表皮，粘膜表面等を直接採取すること，②手足指から表皮を直接採取すること，③頭部ブラシ法により白癬菌等を採取すること，（ⅲ）糞便検査のためにスワブを用いて肛門から便を直接採取することが，研修を受講した臨床検査技師に許されることとなった．

厚生労働省令で定める生理学的検査とは，心電図，心音図，脳波，筋電図，基礎代謝，呼吸機能，脈波，熱画像，眼振電図，重心動揺計，超音波，磁気共鳴画像，眼底写真，毛細血管抵抗，経皮的血液ガス分圧，聴力，基準嗅覚および静脈性嗅覚，電気味覚およびろ紙ディスク法による味覚定量検査の18種をいう．

病院の検査部門のあり方，とくに検体検査に関しては，すべての項目を院内で処理する施設，一部の項目のみ外部の検査専門会社（commercial laboratory）に委託している施設，すべての項目を委託している施設（完全外注方式），外部の会社に院内のスペースを貸して，院内で検査をさせている施設（院内受託方式，branch laboratory方式），FMS方式などいろいろな方式があるが，病院の規模や経営効率を十分考慮して自院に最も適した方式がそれぞれ選択されている．かつては"薬漬け，検査漬け"といわれた時代もあったが，包括支払い制度の拡大，臨床検査点数の引き下げなどの影響もあって，院内検査室の経営・維持が次第にむずかしくなってきた．これからは，院内検査部門に

特定看護師
特定行為に必要とされる実践的な理解力，思考力および判断力ならびに高度かつ専門的な知識および技能の向上を図るための研修を受講することにより，特定看護師となり，医師の作成した手順書により特定行為を行うことができる．特定看護師が行える特定行為は21区分38行為である．

「医療法等の一部を改正する法律」による臨床検査分類
2017年12月の「医療法等の一部を改正する法律」により臨床検査の分類が見直され，従来の6分類から，微生物学的検査，免疫学的検査，血液学的検査，病理学的検査，生化学的検査，尿・糞便等一般検査（寄生虫検査を含む），遺伝子関連・染色体検査の7分類となった．

ブランチラボ（院内受託方式）
民間の衛生検査所が病院内の一角を借りて，その病院で行われている検体検査を請け負う検査システム．1992年の医療法改正で制度化された検体検査の院内受託である．

FMS：facility management system
臨床検査の装置・機器と検査試薬を企業が提供し，病院内の臨床検査技師が検査を行うシステム．

も効率的運営が強く求められる．

　2021年10月に公布された「医師のタスク・シフト/シェアに関する法律」により，10行為と現行制度でも実施可能な14業務が臨床検査技師でも実施可能となった．

Ⅴ 放射線部門

　放射線部門は，画像診断，核医学的診断と放射線治療を行う部門である．**診療放射線技師**は，「厚生労働大臣の免許を受けて，医師又は歯科医師の指示の下に，放射線を人体に対して照射（撮影を含み，照射機器又は放射性同位元素（その化合物及び放射性同位元素又はその化合物の含有物を含む）を人体に挿入して行うものを除く）することを業とする者」と規定され，"放射線"とは次に掲げる電磁波または粒子線をいう．

　①アルファ線及びベータ線
　②ガンマ線
　③百万電子ボルト以上のエネルギーを有する電子線
　④エックス線
　⑤その他政令で定める電磁波又は粒子線

　CT（computed tomography，コンピュータ断層撮影）は，エックス線が人体の断面を回転走査するもので，最新の三次元マルチスキャンCTでは，冠動脈などの病変も正確な画像が得られるようになった．検出器で得られたエックス線吸収値を画像化する方法で，人体の横断面の像または立体像が得られる．

　MRI（magnetic resonance imaging，磁気共鳴画像法）は，一定周波数の電磁波を原子核に与えて起きる共鳴現象のエネルギーを断層像に画像化する方法で，人体の断面像が得られる．磁力線であるから放射線障害のおそれがなく，臨床検査技師の業務範囲にも入っている．

　PET（positron emission tomography，陽電子放射断層撮影）は，がん細胞が正常細胞よりも多くのブドウ糖を取り込む性質を利用して，ブドウ糖によく似た構造のFDG（フルオロデオキシグルコース）に放射能を付与したものを静注して，その集まり方を画像としてとらえるもので，数mm単位の病巣が発見できる．肺，大腸，食道，膵，子宮，卵巣，骨などのがんや，悪性リンパ腫，てんかん，脳腫瘍，虚血性心疾患などの診断に役立つので，急速に普及しつつある．また最近，これにCTを組み込んで，より精密な情報が得られるような機種（PET-CT）も開発されている．

Ⅵ リハビリテーション（rehabilitation）部門

　いろいろな身体障害，慢性疾患，老人病，手術後など，長期にわたる日常生活動作（ADL）の障害を有する，あるいはそれが予想される者に対して，その

医師のタスク・シフト/シェアに関する法律
2021年10月に公布された医師のタスクを医療関係者にシフト/シェアする法律で，臨床検査技師が実施可能な検体採取（2行為），実施可能な生理学的検査（4検査），臨床検査技師の業務に，採血，検体採取又は生理学的検査に関連する行為として厚生労働省で定めるもの（4行為）が追加された．詳細は最新臨床検査学講座「医療安全管理学」を参照．

医師のタスク・シフト/シェアに関する法律での診療放射線技師
新たに6業務・行為が可能となった．これらには「CT，MRI造影検査やRI検査のために，静脈路を確保する行為，RI検査医薬品の投与が終了したのちに抜針及び止血を行う行為」などが含まれる．

ADL
食事，更衣，移動，排泄，整容（着替え，洗面，歯磨き，整髪など），入浴など，生活を営むうえで不可欠な基本行動を指す．

回復を促進するための部門である．ADLは1人の人間が独立して生活するために行う基本的な，しかも各人ともに毎日繰り返される一連の身体的動作群をいう．

　理学療法士（physical therapist；**PT**）は，「医師の指示の下に，理学療法（身体に障害のある者に対し，主としてその基本的動作能力の回復を図るため，治療体操その他の運動を行わせ，および電気刺激，マッサージ，温熱その他の物理的手段を加えること）を業とする者」である．

　作業療法士（occupational therapist；**OT**）は，「医師の指示の下に，身体又は精神に障害のある者に対して，主としてその応用的動作能力又は社会的適応能力の回復を図るため，手芸，工作その他の作業を行わせる者」である．

　視能訓練士（orthoptist；**ORT**）は，「医師の指示の下に，両眼視機能に障害のある者に対するその両眼視機能の回復のため矯正訓練及びこれに必要な検査を行う者」である．

　言語聴覚士（speech therapist；**ST**）は，1997年に言語聴覚士法により新しく誕生した職種で，「医師の指示の下に，音声機能，言語機能及び聴覚に障害のある者に対して，その機能の維持向上を図るために，言語訓練その他の訓練，それに必要な検査及び助言，指導その他の援助を行う者」と定められている．元来，難聴児，先天聾に対して教育的言語療法が行われていたが，近年，頭部外傷，脳血管障害などによって起こる中枢神経麻痺に基づく言語障害に対する医学的言語療法がリハビリテーションの一部として重要になってきた．

　義肢装具士（prosthetist）は，「医師の指示の下に，義肢及び装具の装着部位の採型並びに義肢及び装具の制作及び身体への適合を行うことを業とする者」である．義肢や装具の製作・販売者は，かつては病院へ出入りする一業者にすぎなかったが，近年，制作技術および材料などの進歩により，医療チームの一員として重要な職種となり，1987年に公式の資格制度も発足した．一部の病院では，義肢制作部門を院内の組織として設置しているところもある．

> **先天聾**
> 両耳の聴力100dB以上の最重度聴覚障害のことを「ろう（聾）」といい，重度聴覚障害児を「ろう児」とよぶ．ただし，現在の公教育では「ろう児」という用語は使用されていない．また，「つんぼ」も差別用語として使用されていない．

Ⅶ　診療録管理部門

　診療情報管理室，病歴室などと称している病院もある．いわゆるカルテと称される入院・外来の診療録とそのサマリー，検査記録，画像診断記録，看護記録，健康診断記録などを，国際疾病・傷害および死因統計分類（ICD）など一定の分類方式に従って整理保管し，必要に応じて個人病歴が迅速に取り出せるように管理するとともに，各種の診療統計の作成，さらに研究目的などのための多重検索などができるよう管理する部門である．病院医療の質の向上のため，また最近問題になっている診療情報の開示のためにも重要な部門である．

　診療録は，原則として1患者1診療録，同一IDであることが望ましい．

　この業務に従事する専門職種として**診療情報管理士**があるが，これは日本診療録管理学会が認定した資格である．

> **ICD：international statistical cassification of diseases and related health problems**
> 異なる国や地域から，異なる時点で集計された死亡や疾病のデータの体系的な記録，分析，解釈および比較を行うためにWHOが作成した分類．ICD-10による分類が用いられている．

最近では電子カルテが普及している．この運用においては，関係者にID番号を付与するとともに，パスワードを設定して情報にアクセスできる権限を明確にしておかなければならない．そして，業務端末から患者情報を記録媒体へダウンロードできないような仕様とすべきである．

> **電子カルテ**：electronic health record, electronic medical record
> 紙の診療録を電子的なシステムに置き換え，電子情報として一括して診療録を編集・管理し，データベースに記録する仕組み・記録のこと．

VIII 給食部門

病院における給食は，医食同源あるいは食事療養という言葉に表されているように，病気の重要な治療手段の一つと考えられている．実際に，常食のほかに，腎臓病，糖尿病，肝臓病などに対する治療食，経管栄養のための濃厚流動食，無菌食，検査食，調乳・離乳食，幼児食なども調理される．

しかし近年，保険診療における給食関連点数の引き下げや，患者自己負担の引き上げなどの影響で，この部門を外部委託したり，調理済み食品の購入制に切り換える施設も増えつつある．

栄養士は，「栄養の指導に従事することを業とする者」と定められており，1回100食以上または1日250食以上の食事を提供する施設には栄養士を置くことが求められている．病院に関しては，100床以上の場合は1名以上の栄養士を置くことが標準となっている．実際の現場では，医師が発行する食事せんに基づいて，献立作成，カロリーや栄養素計算，調理などの日常業務のほかに，衛生管理も担当する．

管理栄養士は，「栄養士の業務であって，複雑または困難なものを行う適格性を有する者」と定められており，1回300食以上または1日750食以上の食事を提供する集団給食施設においては，栄養士のうち1名は管理栄養士でなければならないとなっている．管理栄養士は，献立作成，調理，カロリーや栄養素計算のほか，患者に対する栄養食事指導が重要な業務になっている．

近年，栄養状態の改善を図って疾病の治療を促進するため，医師，看護師，薬剤師などと栄養サポートチーム（nutrition support team；NST）を作って活動することがさかんに行われるようになった．

調理師：都道府県知事が行う調理師試験に合格した者は，調理師という名称を用いて調理業務に従事することができる．病院では，栄養士の作成した献立をもとに入院患者の食事を調理する．

最近，病院の給食部門は，適時・適温給食や選択メニューが大きな課題になっている．

> **栄養サポートチーム**
> 病院の多職種（医師，薬剤師，看護師，管理栄養士，臨床検査技師などのメディカルスタッフ）で栄養管理を行う医療チームで，中心静脈栄養法が開発されてから多くの病院で構成されるようになった．

IX 医療福祉相談部門

患者に関する社会的，経済的，心理的相談に応じ，社会復帰に向けての地域の医療・福祉施設との連携，紹介などを行う部門である．近年，急性期病院の早期退院，高齢者介護が問題となっている現状から，その役割は重要になって

きた．

これを担当する職種としては，いわゆる**医療ソーシャルワーカー（MSW）**が望まれるが，わが国ではいまだ公式の資格はなく，実際には次のような職種がこれらの業務を担当している．

社会福祉士（certified social worker）は，「社会福祉士の名称を用いて，専門的知識及び技術をもって，身体上弱者の福祉に関する相談に応じ，助言，指導その他の援助を行うことを業とする者」である．

介護福祉士（certified care worker）は，「介護福祉士の名称を用いて，専門的知識及び技術をもって，身体上若しくは精神上の障害があることにより日常生活を営むのに支障がある者につき入浴，排せつ，食事その他の介護を行い，並びにその者及びその介護者に対して介護に関する指導を行うことを業とする者」である．

精神保健福祉士（psychiatric social worker；PSW）は，「精神保健福祉士の名称を用いて，精神障害者の保健及び福祉に関する専門的知識及び技術をもって，精神科病院その他の医療施設において精神障害の医療を受け，又は精神障害者の社会復帰の促進を図ることを目的とする施設を利用している者の地域相談支援の利用に関する相談その他の社会復帰に関する相談に応じ，助言，指導，日常生活への適応のために必要な訓練その他の援助を行うことを業とする者」と定められている．

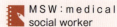

MSW：medical social worker
疾病を有する患者等が，地域や家庭において自立した生活を送ることができるように，社会福祉の立場から，患者や家族の抱える心理的・社会的な問題の解決・調整を援助し，社会復帰の促進を図る専門職をいう．病院，診療所，保健所，介護老人保健施設などに勤務している．

X 臨床工学部門

近年の医学領域における機器の進歩は目覚ましく，非常に高度・複雑化するにつれて，これらの機器を保守，管理，点検，操作する専門技術者が必要になり，新たに**臨床工学技士**（clinical engineer；CE）が1987年に誕生した．臨床工学技士は，「厚生労働大臣の免許を受けて，……（中略）……医師の指示の下に，生命維持管理装置の操作及び保守点検を行うことを業とする者」，生命維持管理装置とは，「人の呼吸，循環又は代謝の機能の一部を代替し，又は補助することを目的とされている装置」と定められている．

実際には，人工透析（血液浄化療法）装置，人工心肺装置，高気圧酸素治療装置，人工呼吸器，人工蘇生器などを主に取り扱っている．

ECMO（extracorporeal membrane oxygenation）
「体外式膜型人工肺」という機器の略語．人工呼吸器や昇圧薬など，通常の治療では救命困難な重症呼吸不全や循環不全のうち，可逆性の病態に適応される．新型コロナウイルス感染で重篤な呼吸不全・心不全の患者に使用される．

医師のタスク・シフト/シェアに関する法律での臨床工学技士
新たに5業務・行為が可能となった．これらには「血液透析時のバスキュラーアクセスへの穿刺，抜去」などが含まれる．

XI 事務部門

病院を運営していくために必要な人，物，金，情報などをつかさどる部門で，病院の規模や性格により，総務課，人事課，経理課，庶務課，用度課，施設課（営繕課），医事課など，いろいろな組織構成，名称が用いられている．

とくに医事課は，いわゆる医療事務を扱う部署で，患者の受付窓口から始まって，診療報酬の計算，請求，出納，診療録管理，各種医事統計の作成など，

直接診療にかかわる事務をつかさどる．保険診療の診療報酬請求事務が非常に複雑化してきたため，最近はこの業務の専門業者への委託化が進んでいる．

ハウスキーピング業務も事務部門に属しているところが多い．清掃業務，リネンサプライ，洗濯，ごみ処理など，ほとんどが委託化されているが，専任のハウスキーパーがいることが望ましい．

また，平成20年4月から，病院勤務医師のハードな業務を改善するため，医師が行う書類の作成や診療録・処方せんの記載，検査の予約などの業務を代行できる「医師事務作業補助者」（病棟クラーク）を配置することが，特定条件を満たす病院に対して診療報酬上で評価されることになった．

> **病棟クラーク**
> メディカルクラークともいい，病棟のナースステーションで電話対応，診療録管理・整理，検査データ処理，画像フィルム管理，診断書などの文書の授受・確認，入院案内，患者やその家族対応などを行う専門職．

XII 歯科関係

歯科診療においては，歯科医師のほかに，歯科技工士，歯科衛生士などが配置されている．

歯科技工士は，「特定人に対する歯科医療の用に供する補てつ物，充てん物又は矯正装置を作成し，修理し，又は加工することを業とする者」と定められている．

歯科衛生士は，「歯科医師の指導の下に，歯牙及び口腔の疾患の予防処置として次に掲げる行為を行うことを業とする者——1．歯牙露出面及び歯茎の遊離縁下の付着物及び沈着物を機械的操作によって除去すること．2．歯牙及び口腔に対して薬物を塗布すること．3．歯科診療の補助をなすこと及び歯科保健指導をなすことを業とする」者と定められている．

なお，歯科技工士と歯科衛生士は厚生労働大臣免許の国家資格であり，国家試験に合格する必要がある．

XIII その他の部門

救急救命士（emergency life-saving technician）は，「厚生労働大臣の免許を受けて，救急救命士の名称を用いて，医師の指示の下に，救急救命処置を行うことを業とする者」で，救急救命処置とは，「その症状が著しく悪化するおそれがあり，又はその生命が危険な状態にある傷病者が病院又は診療所に搬送されるまでの間に，当該重度傷病者に対して行われる気道の確保，心拍の回復その他の処置であって，当該重度傷病者の症状の著しい悪化を防止し，又はその生命の危険を回避するために緊急に必要なもの」である．救急救命士は心肺機能停止者に対し，電気的除細動，輸液による血管確保，ラリンゲアルマスクの挿入の特定3行為を行うことができる．

> **電気的除細動**
> 電気的な刺激により不整脈での異常な電気信号経路を遮断し，正常な電気信号経路への改善を促す方法．

> **ラリンゲアル（ラリンジアル）マスク（laryngeal mask airway）**
> 気道確保に用いられる換気チューブの1つで，喉頭を覆い隠すように接着し，換気路を確保する．

第3章 わが国の医療制度

　わが国は，他の諸外国では経験がないスピードで少子高齢化が進行している．そのため，過疎化が進む地方と都市部では人口構成などで格差が生じ，限られた財源と医療資源を有効活用し，地域ごとの特色を生かした医療システムの構築が必要となっている．わが国の医療制度をみた場合，大きく分けて，我々が普段受診する医療と，国内および国際的な変化に対応するために国が重点的に対策を立てて取り組む医療，その他法的な根拠に基づく対応が必要となる医療などがあり，それぞれが問題を抱えつつも機能的に構築され，運用されている．

I 通常の医療

　わが国で通常行われる医療は，階層構造になっている．それは，軽症から重症に至るまでを機能的に役割分担した構造である．具体的には，日常的な怪我や風邪のような疾病レベルから，入院や手術などの高度な検査や治療を必要とする疾患レベルまでを，一次医療から二次，三次医療に分けている．それぞれの階層にどのような医療を分けるかは，医療技術の進歩や医療経済的側面，政策的側面の変化などによって柔軟な対応が必要とされる．

　わが国の医療制度を考えるうえで重要な基礎となるものに医療法があり，そのなかには二次医療圏，三次医療圏という階層が示されている．医療法のなかには一次医療圏の規定はされていないが，軽症の初期治療を行う一次医療を前提とした二次，三次医療圏といえる．また，この階層構造は，救急医療での一次（初期），二次，三次救急という階層とは異なっており，医療法での二次医療圏のなかで三次救急医療までが完結するように求められている点に注意が必要である．

1 一次医療（primary medical care）

　日常の生活でみられる怪我や風邪などの疾病（common disease）に対応する医療で，いわゆる**かかりつけ医**といわれる医療機関が行う．海外では**家庭医**などともいわれる．地域に根ざした初期の医療を提供する医療機関であるが，地域や都市部とへき地での格差がある．特にわが国の場合は，一次医療にかかわる医師が総合医ではなく専門医の場合もあり，また施設間で設備の違いがあるなど，全国的に均一とはなっていないが，諸外国に比較すると総じて質の高

> **かかりつけ医に期待される役割**
> ① 一次医療に期待される機能を保ちつつより高度な医療を提供すること．
> ② 患者と信頼関係を保ち，安心できる医療を提供すること．
> ③ 患者およびその家庭環境や背景を把握して，全人的医療を提供すること．
> その他，健康相談の窓口や，緊急時の救急対応，看取りの対応など，多岐にわたる対応が必要となる．そのためには，医師およびメディカルスタッフの密な連携が不可欠となる．

い医療が広く提供されている．この一次医療では，各地域での地域特性に応じた総合的な医療が求められている．

一次医療（primary medical care）の機能は以下のようなものである．
① 初診となる患者への全診療科にわたる総合的な初期対応
　a 初期治療と重症度の判断
　b 的確な診断と専門診療科への振り分けと引き継ぎ
② 地域のなかでの総合的包括的医療の提供
③ 行政機関を含めた地域医療連携の中心的役割

2　二次医療（secondary medical care）

通常は，入院を必要とする疾病を取り扱う医療を二次医療としている．しかし，わが国の場合は，入院設備を持ち一次医療と二次医療の両方の機能を併せ持つ医療機関も多数あり，地域ごとに特性がある．この二次医療には，日帰り手術などの比較的軽い疾患に対する治療（白内障の手術や皮膚の小手術など，入院を伴わない手術など）も含まれる．これらの治療では，必ずしも入院を必要としないものの，合併症や基礎疾患が問題となる症例などでは高い専門性と急変時などに高度な対応が求められるためである．

このような入院医療を提供することが相当である地区単位を都道府県が二次医療圏として設定し，一般病床数や療養病床数を決めている．しかし，人口動態や地理的条件などさまざまな要因が影響し，二次医療圏として必ずしも適切とはいえない状況も生じてきている．最近の傾向として，小規模の一次医療施設においても専門性の高い医療が提供され，一次医療と二次医療の境界がなくなりつつある状況が都市部では多くみられている．さらには，より高度な診療内容，高い専門的医療を期待する患者心理から，二次医療施設である病院へ患者が集中する傾向も強い．このため，病院が本来の二次医療機関として十分機能できないという問題や，都市と過疎地域間にみられる医療格差が大きくなっている点などが課題となっている．平成30(2018)年4月，第7次医療計画に移行し，令和3(2021)年10月現在で全国に335の二次医療圏が設定されている．

3　三次医療（tertiary medical care）

都道府県ごと，また二次医療施設が複数存在する地域ごとに，三次医療圏として，高度な専門性や特殊な設備や医療技術をもつ医療機関，また頻度は低いが専門的かつ適切な医療を提供することで救命されるような疾患を扱う医療機関が整備されている．このような施設で提供される医療が，連携医療の「最後の砦」としての三次医療である．高い専門性と多くの医師，メディカルスタッフが機能的に協調して医療に従事することによって実現される医療となる．平成30 (2018) 年4月，各都府県を1医療圏とし，北海道を6つの医療圏に分けることで，令和3 (2021) 年10月現在で全国に52の三次医療圏が設定されている．ただし，都府県の境界域などでは柔軟な運用がされている．

三次医療の対象となる疾患例を示す．
① 臓器移植などの先端医療
② 高気圧酸素療法などの特殊な医療機器を使う治療
③ 先天性疾患などで専門的な手術や検査を必要とする治療など

4　救急医療

　一次救急，二次救急，三次救急と階層化されている．前述の一次医療から三次医療としばしば混同される場合があるが，医療法では，各二次医療圏のなかで，一次救急から三次救急までの医療が可能となるように計画されている点が重要である．

　救急医療の原点は古く，昭和38（1963）年に消防署救急隊が救急患者の搬送を受け持つことが定められたことに始まる．現在は，医療技術の進歩と医療の細分化が進み，救急医療専門医が初期治療にあたり，救急隊にも救急救命士（平成3（1991）年に法整備）が配属され，よりシステム化された救急医療が提供されている．近年は，医師が乗務し救急現場から医療が開始される**ドクターカー**や，救急車での搬送が困難な場合は**ドクターヘリ**が救急要請を受けた現場に向かい，初期治療を行いながら病院へ搬送する救急搬送システムを構築している地域も多い．これらのシステム導入により，救命率は格段に上昇している．しかし，ドクターヘリの運用については，維持経費や人材不足などの課題も多くある．

1）救急医療システムにおける階層

　住民の日常生活圏ともいえる各二次医療圏内で原則完結するように整備されている．この二次医療圏は都道府県ごとに定めており，たとえば北海道では，道を6つの二次医療圏に分けて整備している．

（1）一次救急（初期救急）

　いわゆるcommon diseaseなどの救急患者を主として外来で対応する救急である．主に救急指定診療所や，休日や夜間における休日夜間急患センター，在宅当番医などが対応する医療である．

（2）二次救急

　通常，入院処置あるいは手術を必要とするものをいう．主に**救急指定病院**が24時間体制で対応し，その他，休日夜間には，病院群輪番制病院や共同利用型病院などがこれを担う．初期救急医療施設から転院する症例もあり，より高度な救命医療が行われる．

（3）三次救急

　複数の診療科領域にわたる重篤な救急患者に対し，高度な総合的医療を提供する救命医療であり，**ICU**（intensive care unit），**CCU**（coronary care unit）などの施設および救急患者受け入れのための空床の確保，対応できる救急専門医と緊急手術に対応できる麻酔科医などの医療スタッフの確保が求められる．

ドクターヘリ

平成7（1995）年の阪神淡路大震災時の救急患者搬送困難例などの教訓から，ヘリによる救急搬送の要請が高まり，平成19（2007）年にドクターヘリ運用に関する特別措置法が制定された．ドクターヘリには医師，看護師が乗務し，ランデブーポイント（あらかじめ指定されたヘリポートなど）で救急隊から救急患者を引き継ぎ，機内で対応可能な初期治療を行いながら，基地病院へ搬送する．これにより，ドクターカーからドクターヘリ，そして高度医療施設に至る連続した救命処置や治療が可能となり，救命率の向上につながっている．

病院群輪番制病院

地域の実情に応じ，共同連帯して輪番で休日，夜間の診療体制を整えており，それに参加する病院群．当番日は，患者受け入れの医療スタッフを確保しなければならない．

共同利用型病院

地域の規模の大きい病院において，休日夜間に病院の一部を開放し，地域医師会の協力によって救急医療体制をとる病院．

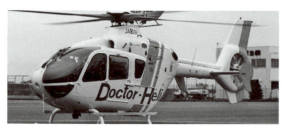

写真 3-1　ドクターヘリ

このような対応が可能な施設が**救命救急センター**として指定され，人口約100万人に1カ所を目標に医療計画に盛り込まれている．令和3（2021）年12月時点（厚労省資料）では，救命救急センターは全国に298カ所設置されている．

わが国では，救命救急センターのうち，より高度な診療機能を有するものを**高度救命救急センター**として，また小規模の施設を新型（小型）救命救急センターとして認定している．高度救命救急センターは，広範囲熱傷，指肢切断，急性中毒などの特殊疾病患者を受け入れる施設であり，ドクターヘリ（写真3-1）の運用を併行する施設もある．高度救急救命センターは全国で44施設，地域救急救命センターは18施設，ドクターヘリ基地施設は62施設の設置状況となっている（2021年8月現在）．加えて，都道府県を単位として設けられている救急医療情報センターでは，24時間体制で，救急医療施設から空床の有無，緊急手術対応の可否などの情報を収集し，消防本部と連携する医療施設などと情報共有することで救命活動が円滑に行える体制を整えている．

さらに特殊な救急医療として，放射線被ばくに対応する救急医療（福島原子力発電所事故などで活動実績あり）があるが，詳細は割愛する．

Ⅱ 重点的対策がとられている医療

1 地域で対応する医療（地域医療）

働き世代の減少や住民の高齢化に伴い，限界集落，へき地といわれる地域がみられている．日常の生活基盤の脆弱化の問題に加え，保健医療に関する課題も増えている．各都道府県では，このような地域医療対策を重要な課題として取り組んでいる．

1）へき地保健医療計画

昭和31（1956）年の第1次計画に始まり，無医地区を対象に対策が立てられた．現在までに第11次の計画（平成23～27年度）が行われ，へき地での保健医療対策が実施されてきた（図3-1）．第11次計画が平成29年度まで延長され，現在は各都道府県の第7次医療計画へ統合され，そのなかでへき地保健医療対策として対応されることとなった．第9次計画までは，国が都道府県に計画を示し全体の向上が図られたが，第10次計画以降は，国が示す指針に従

救急救命士（国家資格）
平成3（1991）年に法整備された．これにより，それまで救急搬送のみで救命処置ができなかった重症患者に対して，訓練を受けた救急救命士が救命処置を行いながら病院へ搬送することが可能になった．今のところ，医師の指示なしの単独の判断でできる処置に限界があるため，今後は可能となる処置の拡大が課題となっている．

へき地医療拠点病院
無医地区と無医地区に準じる地区を対象として，へき地医療支援機構の指導・調整の下に，巡回診療を含め，医師派遣などを通じて，医療活動を行う病院をへき地医療拠点病院として，都道府県知事が指定している．

離島問題
わが国は6,852の島嶼により構成されており（平成17（2005）年調べ），本州，北海道，四国，九州および沖縄本島を除く6,847が離島とされる．現在，離島では，人口減少（8.2％減），生産年齢人口の割合が少ない（54.4％），高齢化率が高い（33.0％）などを背景に，保健医療のみならずさまざまな問題を抱えており，離島をもつ自治体は対応に苦慮している．

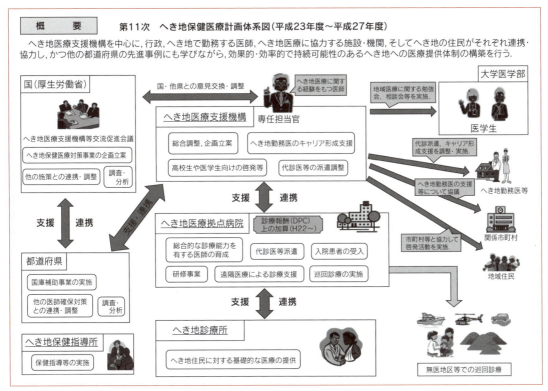

図3-1　第11次　へき地保健医療計画体系図（厚生労働白書資料）

い，都道府県が地域の実情に応じた計画ができるように変更された経緯をもつ．また，わが国は多くの離島をもつため，離島医療の対策にも配慮された内容で計画の策定が行われている．

　各地域では，無医地区や離島，交通の便などに恵まれない山間地，無医地区に準ずる地区における地域住民の医療の確保を目的としたへき地診療所，へき地医療拠点病院が設置されている．令和3（2021）年4月1日の時点で，へき地診療所は1,108カ所，へき地医療拠点病院が341カ所ある（厚労省資料）．

　また現在，各医学部，医科大学におけるへき地医療に従事することを条件とした地域枠を卒業した医師を組み入れた体制の整備が進められている．

2）地域住民の健康・衛生を支える行政機関

　医療機関ではないが，地域での住民の日常の健康と衛生を守る活動を行う行政機関として，保健所，市町村保健センターがある．

(1) 保健所

　保健所は都道府県，指定都市，その他政令で定める市，特別区に設置されている．保健所は主にそれぞれの二次医療圏を管轄し，保健医療と社会福祉に関する業務を機能的に連携させた業務を行っている．保健所は，令和5（2023）年4月現在で，47都道府県が設置するもの352カ所，指定都市が設置するも

無医地区

国は，各地域の中心的な場所を起点として，半径約4kmの区域内に50人以上が居住し，かつ利用可能な医療機関のない地区を無医地区と定義している．昭和41（1966）年には2,920地区であったが，令和元（2019）年10月には601地区に減っている．しかし，この無医地区人口は128,392人と増加傾向にある．無医地区の定義は，地図上の空間的な距離を原則とした判断であり，交通事情は夏が基準となっているなど利便性を考慮していないなどの問題があり，知事が判断し国を通じて総合的な対策を立てている．

表3-1 保健所数の推移

区分	2002(平成14)	2005(平成17)	2006(平成18)	2007(平成19)	2008(平成20)	2009(平成21)	2010(平成22)	2011(平成23)	2012(平成24)	2013(平成25)	2014(平成26)	2015(平成27)	2016(平成28)	2017(平成29)	2018(平成30)	2019(令和元)	2023(令和5)
保健所総数	582	549	535	518	517	510	494	495	495	494	490	486	480	481	469	472	468
都道府県	448	411	396	394	389	380	374	373	372	370	365	364	364	363	360	359	352
保健所設置市	111	115	116	101	105	107	97	99	100	101	102	99	93	95	86	90	93
特別区	23	23	23	23	23	23	23	23	23	23	23	23	23	23	23	23	23

資料：厚生労働省健康局調べ．
注　保健所は，各年4月1日現在．（本所のみの数で支所は含まず）

の26カ所のほか，全国に468カ所が設置されている（**表3-1**，令和5年厚労省資料）．

＜保健所の役割＞

保健所の役割は地域保健法に示されており，各項目についてその企画，調整，指導および必要な事業を行うことにある．所管する主な業務は次のようなものである．

① 地域保健に関する思想の普及と向上に関する事項
② 人口動態統計その他，地域保健にかかわる統計に関する事項
③ 栄養の改善，食品衛生に関する事項
④ 住宅，水道，下水道，廃棄物の処理，清掃その他，環境衛生に関する事項
⑤ 医事および薬事に関する事項

これらのほか，保健師の業務，公共医療事業，また母性，乳幼児，老人，歯科，精神などに関する各保健事項，その他地域住民の健康の保持や増進に関する事項などを業務としている．

(2) 市町村保健センター

地域保健法（第18条）により，市町村は市町村保健センターを設置し，地域住民に対して身近で利用しやすい，総合的な対人保健サービスを提供している．健康相談，保健指導および健康診査，その他地域保健に関する事業を行うことを目的とする施設であり，行政機関としてよりは，健康づくりを推進するための拠点といえる．運営に対して，財政的補助や円滑な整備を補助することが国に求められている．令和5（2023）年4月現在で，全国に2,419カ所に設置されている（厚労省資料）．

2 生活習慣病に対応する医療

糖尿病，高血圧症，脂質異常症などの生活習慣病は，多くの場合，単独ではなく，重複した病態として存在し，放置すると脳卒中や心筋梗塞などの重大な

> **医療計画**
> 昭和60（1985）年の医療法改正によって，医療計画は「各都道府県がもつ地域の実情に則した実効性のある医療提供の体制を提供することを目的として策定すること」とされた．そのため，医療計画では，都道府県を単位として，医療を支える施設や人員というハード的な面が内容の中心となっている．一方で，小規模な市町村がもつ特性もあるため，医療法に基づかない医療計画を独自に策定し市町村のもつ問題に対応する自治体もある．

合併症（糖尿病の場合は腎不全や失明，神経障害）を起こす危険性が高い．このような病態をメタボリックシンドローム（metabolic syndrome）として，厚労省は，平成20（2008）年からメタボリックシンドロームに対する特定健診・保健指導制度を導入した．腹囲の測定において男性は85 cm，女性は90 cm以上を境界とし，血圧，空腹時血糖，血中中性脂肪またはHDLコレステロールなどの検査値において，一定の判断基準をこえている場合には受診を勧奨するものである．しかし，腹囲をはじめ，それぞれの判定基準に関しては専門家や関連学会からの疑問や異議もあり，今後の検討課題となっている．

また，これまでは成人期以降の問題であった生活習慣病であるが，生活習慣の変化に伴い，小児にも生活習慣病（糖尿病など）がみられ，成人や高齢者にとどまらない対策が望まれている．

3 高齢者に対応する医療（高齢者医療）

少子高齢化が先行するわが国では，医療や介護の対策はもとより，それを支える財政面，人材面などを含めさまざまな問題に直面している．特に，老人の医療と福祉に関する対策は喫緊の課題といえる．これまで，たび重なる各種制度の見直しや法改正が行われたため，高齢者に対する保健医療の現状は複雑になっている．

1）高齢者医療確保法，介護保険法，老人福祉法

第二次世界大戦後，家族制度や相続制度の変化による核家族化，少子化や晩婚化が進むにつれ，家族による老親の扶養のあり方も大きく変化してきた．戦前のような大家族をもとにした家族による扶養が成り立たなくなり，昭和38（1963）年には「**老人福祉法**」が制定され，健康診断の実施，特別養護老人ホームの創設，訪問介護員制度の法制化が実施された．昭和48（1973）年には老人福祉法が改正され，70歳以上の老人医療の無償化を実施したが，医療費の増加に伴い維持が困難となった．そのため，昭和58（1983）年には，保健制度を切り離し，高齢者に対する医療に限らず，より若い段階からの予防とリハビリテーションを含めた一貫したサービスとして提供することを目標に，「**高齢者の医療の確保に関する法律**」（**老人保健法**）と老人保健制度が創設された．

結果として，生活面の支援である介護は老人福祉法に基づき行われ，治療や予防などの医療は老人保健法に基づいて行われるという，2つの異なる制度が縦割りで行われることとなった．利用者である高齢者にとってこの縦割り構造は，利便性が悪く，介護を主目的とした「社会的入院」という状況を生むことになった．それにより，医療財政の圧迫を招くことが懸念されたため，さらに制度の再編がなされ，介護と慢性期医療が統合された独立した制度として，負担と給付を明確にした社会保険方式である「**介護保険法**」が平成12（2000）年に施行された（平成9（1997）年成立）．

その後，高齢者が要介護の状態になってしまった後からの給付では要介護者

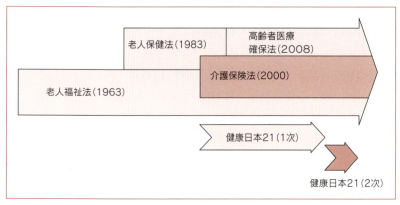

図 3-2　高齢者保健の変遷

の増加に歯止めがかからないという反省のもと，平成17（2005）年には再度見直しが行われ，要介護状態に陥ることへの予防に重点をおいた改革へと舵を切ることになった．具体的対策として，地域包括支援センターの創設，保健師や主任介護支援専門員（ケアマネジャー）の配置を義務づけるなどの積極的な介入が行われることになった．令和4（2022）年4月時点で，地域包括支援センターが5,404カ所設置されている（ブランチサブセンターを含めると7,409カ所設置．いずれも厚労省資料）．これらのセンターは市町村が設置することができるとされているため，比較的柔軟な対応がなされている．

　老人保健法と介護保険法，そしてそのいずれからも漏れることになった場合に適用される老人福祉法の三法で補完しあう高齢者福祉制度であるが，この制度も老人保健法が担う部分は，高齢者数の増加と歯止めがかからない少子化により制度の維持が難しくなることが想定され，さらなる制度改革に迫られた．そして，平成20（2008）年には「老人保健法」を廃止し，「高齢者の医療の確保に関する法律」（高齢者医療確保法）を施行することになった（平成18（2006）年成立）．これにより，保険制度全体に占める高齢者の加入割合の格差是正と負担の不公平の調整を主たる目的として，75歳以上の後期高齢者すべてを独立させた医療制度である「後期高齢者医療制度」を創設することになった．平成29（2017）年時点では，老人福祉法，高齢者医療確保法，介護保険法の3つの法律を高齢者保健の法的根拠とした制度で，高齢者に対応する保健医療福祉が運用されている（図3-2）．

2）後期高齢者医療制度

　65〜75歳までを前期高齢者，75歳以上を後期高齢者とし，75歳以上の医療保険を既存の健康保険と切り離し独立させ，65〜75歳までをそれぞれの保健の均衡的な配分とすることにした．また，新たな枠組みとして70〜75歳までを高齢者保健医療として自己負担割合を低減させた．しかし，給付と負担の世代間の公平性の観点より，自己負担の割合の見直しが行われ，世帯の収入によ

　後期高齢者医療制度廃止法案

後期高齢者医療制度への移行は，それまで子供の扶養家族であった場合，保険費用の負担増となったことや，後期高齢者という言葉に馴染みがなく，高齢者にとって不評であった．「後期高齢者」の用語は，新たに作られたものではなく元からあった用語ではある．政権政党の交代により，後期高齢者医療制度廃止法案が国会に提出されたが，結果として廃案となり制度は続くことになった．見直しについては議論が続いている．

り，2割もしくは3割の窓口負担となった（令和4（2022）年10月より）．令和7（2025）年までの移行期は，負担増加の軽減の対策も並行して行われている．

（参考）

ゴールドプラン，新ゴールドプラン，ゴールドプラン21

　平成元（1989）年に，高齢化社会への対応として，長寿と福祉社会を実現するため高齢者保健福祉推進10カ年戦略（**ゴールドプラン**）を策定，将来の10年間に在宅福祉サービスおよび施設福祉サービスの大幅な拡充目標値が定められた．想定を上回る高齢化に，平成6（1994）年には計画の全面的見直しが行われ，平成7（1995）年からの残り5カ年間に整備目標値を大幅に引き上げた

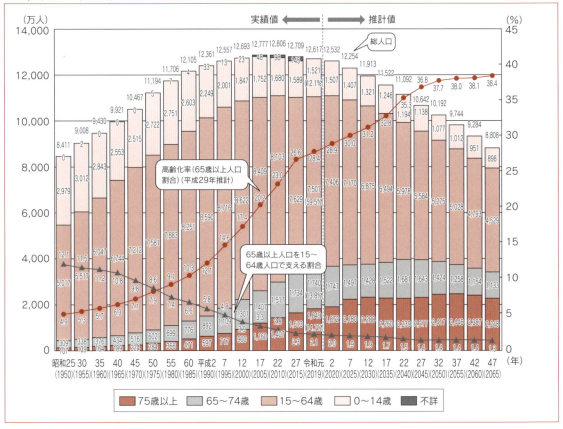

図3-3　高齢化の推移と将来推計（令和2年版高齢社会白書より）

資料：棒グラフと実線の高齢化率については，2015年までは総務省「国勢調査」，2019年は総務省「人口推計」（令和元年10月1日確定値），2020年以降は国立社会保障・人口問題研究所「日本の将来推計人口（平成29年推計）」の出生中位・死亡中位仮定による推計結果．

（注1）2019年以降の年齢階級別人口は，総務省統計局「平成27年国勢調査　年齢・国籍不詳をあん分した人口（参考表）」による年齢不詳をあん分した人口に基づいて算出されていることから，年齢不詳は存在しない．なお，1950年〜2015年の高齢化率の算出には分母から年齢不詳を除いている．ただし，1950年及び1955年において割合を算出する際には，（注2）における沖縄県の一部の人口を不詳には含めないものとする．

（注2）沖縄県の昭和25年70歳以上の外国人136人（男55人，女81人）及び昭和30年70歳以上23,328人（男8,090人，女15,238人）は65〜74歳，75歳以上の人口から除き，不詳に含めている．

（注3）将来人口推計とは，基準時点までに得られた人口学的データに基づき，それまでの傾向，趨勢を将来に向けて投影するものである．基準時点以降の構造的な変化等により，推計以降に得られる実績や新たな将来推計との間には乖離が生じうるものであり，将来推計人口はこのような実績等を踏まえて定期的に見直すこととしている．
http://www8.cao.go.jp/kourei/whitepaper/w-2020/zenbun/pdf/1s1s_01.pdf

表 3-2 医療保険制度の財政状況（2015（平成 27）年度決算） （単位：億円）

		全国健康保険協会管掌健康保険	組合管掌健康保険	国民健康保険（市町村分）	船員保険	後期高齢者医療制度
経常収入	保険料（税）収入	80,461	76,678	26,984	297	10,691
	国庫負担金	11,815	30	32,049	30	46,276
	都道府県負担	—	—	10,952	—	13,704
	市町村負担	—	—	8,681	—	11,989
	後期高齢者交付金	—	—	—	—	58,518
	前期高齢者交付金	—	9	34,800	—	—
	退職交付金	—	—	4,764	—	—
	その他	131	1,138	36,045	1	233
	合　計	92,407	77,856	154,274	328	141,411
経常支出	保険給付費	53,961	38,747	95,539	199	140,456
	後期高齢者支援金	17,719	16,496	17,868	64	—
	前期高齢者納付金	14,793	14,615	12	38	—
	退職者拠出金	1,660	1,631	—	7	—
	その他	1,833	5,087	40,090	7	691
	合　計	89,965	76,576	153,509	314	141,147
	経常収支差引額	2,442	1,279	765	14	264

(https://www.mhlw.go.jp/wp/hakusyo/kousei/18-2/dl/all.pdf)

「**新ゴールドプラン**」が運用された．さらに，平成 12（2000）年からは，高齢者保健福祉政策のいっそうの充実を目的として，「活力ある高齢者」を旗印に高齢者の尊厳と自立支援を図る取り組みとして，6 カ年計画の「ゴールドプラン 21」が打ち出された．21 世紀に向けたプランとして，特に介護予防と活力のある高齢者像を目指す取り組みであったが，一定の成果は得たものの多くの課題を残すにとどまった．これらの取り組みの一部は，続く介護保険制度へと引き継がれている．

3）介護保険制度

　令和元（2019）年 10 月 1 日現在で高齢化率が 28.4％となり，65 歳以上の高齢者人口は 3,589 万人になった．令和 47（2065）年には約 2.6 人に 1 人が 65 歳以上となり，約 3.9 人に 1 人が 75 歳以上になると推計されている（**図 3-3**）．現状の少子高齢化が続くと仮定すると，医療保険制度が存続できないおそれがあるため（**表 3-2**），国は，平成 12（2000）年から現行の老人福祉と老人保健の 2 つの制度を全面的に再編成し，新たに**介護保険制度**を発足させ，主として社会保険方式で運用することにした．市町村が保険者となり，被保険者を，65 歳以上の要介護，要支援者（第 1 号）と 40 歳以上，65 歳未満で老化に起因する疾病による要介護，要支援者（第 2 号）とした（**表 3-3**）．そのうえで，日常生活に支障をきたすことが多いとされる 16 種類の特定疾患を定め，加えて予防的な面にも注力した対策が立てられた．

　被保険者が介護保険給付を受けるには，自らが申請し，介護認定審査会において要介護認定を受けなければならない．また，認定された者が介護サービス

表 3-3 要介護度別認定者数の推移　　　　　　　　　　　　　　　　　　　　　　　（各年 4 月末集計値）

	総数	要支援1	要支援2	要介護1	要介護2	要介護3	要介護4	要介護5
平成12 ('00)	2,182	291	—	551	394	317	339	290
平成22 ('10)	4,870	604	654	852	854	713	630	564
平成24 ('12)	5,330	692	712	970	952	724	670	609
平成26 ('14)	5,859	825	806	1,115	1,029	769	711	605
平成27 ('15)	6,077	874	839	1,176	1,062	793	730	604
平成28 ('16)	6,215	888	858	1,224	1,803	813	747	602

資料：厚生労働省「介護保険事業報告月報」より，各年の4月集計を基準にしている．
　　　千の単位以下を四捨五入して記載している．
　　　平成12年の要支援1は要支援の項目の数字を記載している．

を利用する際は，意思に基づいたサービスの選択が基本となるため，居宅介護支援事業者，介護支援専門員（ケアマネジャー）などと協議し，個別の介護サービス計画（ケアプラン）を立て，利用時には一定の自己負担が生じる．施設介護を受ける場合は，施設の種類（介護老人福祉施設，介護老人保健施設，介護療養型医療施設など）と要介護度（1〜5）に応じた内容で制度設定がされている．

　これらの介護サービスの費用は，50％が公費負担（国が25％，都道府県と市町村がそれぞれ12.5％）となり，公費以外は主として保険料で負担される．保険料は，市町村ごとに介護サービス量などに応じた定額保険料が設定されている（図3-4）．

4）地域包括ケアシステム（図3-5）

　平成17（2005）年成立の介護保険法の改正により，超高齢社会に長期に対応できるように，介護，年金，医療を調和させた制度を目指し，介護予防に重点をおいた予防重視型システムへの転換が図られた．その結果，地域密着型サービス，**地域包括支援センター**（図3-6）の創設がなされ，居住型サービスの充実，医療と介護の連携の強化へとつながった．続けて平成20（2008）年，23（2011）年と介護保険制度の見直しが繰り返され，高齢者が住み慣れた地元で可能なかぎり自立した生活が過ごせるように，生活支援サービスが提供される**地域包括ケアシステム**が構築された．

　地域包括ケアシステムとは，予防に始まる医療，介護のみならず福祉のサービスを含めたすべてを切れ目なく，日常生活圏である地域（地元）で提供できることを目的とした体制である．具体的には，高齢者にとっての普段の生活圏内で，①住まい，②見守り・配食・買い物などの生活支援，③予防，④医療，⑤介護の5つの視点での包括的かつ継続的な支援がなされ，入退院から在宅復帰に至るまでの切れ目のない支援サービスの提供といえる．システム構築のために，保険者である市町村，都道府県の地域での自主性が尊重され，各地域の特性に応じたかたちでの在宅医療と介護の連携，地域ケア会議の推進，認知症対策などが立てられるようになっている．費用の負担も，一律であったこれまでの保険料を改め，所得水準に応じたきめ細かな被保険者保険料の設定を行

> **尾道方式ケアシステム（地域包括ケアシステムの実践）**
> 地域包括ケアシステムの先駆的な実践事例の一つに，広島県尾道市の取り組みがある．尾道方式とよばれるもので，要介護高齢者のほぼすべての状況に対してケアカンファレンスを実施し，医師会主導の介護老人保健施設を中核とした医療と介護，社会福祉サービスの連携を強化したシステムである．特に，在宅医療にかかわる主治医がケアカンファレンスに参加することや，介護支援専門員への患者情報提供による相互の情報共有が特徴となっている．医療システムと介護・社会福祉のサービスの連携のモデルの一つとされている．

> **地域包括支援センター**
> 地域包括支援センターは，尾道方式などの地域包括ケアシステムを参考に，医療と介護の機能分担および連携強化のために，平成18（2006）年4月の介護保険制度改正により発足した．地域包括支援センターでは，各職種間の連携をより強化し，在宅患者に対して，主治医と介護支援専門員による長期経過観察と患者家族からの相談，ケアの評価までの包括的支援を行う．さらには，地域の医療資源の活用・参加が機能的に働くように，公正・中立の立場から支援事業を担っている．

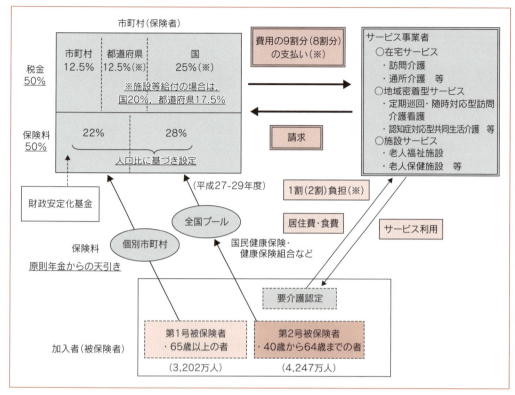

図 3-4　介護保険制度の仕組み
注　第1号被保険者の数は,「平成25年度介護保険事業状況報告年報」によるものであり,平成25年度末現在の数である.
　　第2号被保険者の数は,社会保険診療報酬支払基金が介護給付費納付金額を確定するための医療保険者からの報告によるものであり,平成25年度内の月平均値である.
(※) 平成27年8月以降,一定以上所得者については費用の8割分の支払および2割負担.
http://www.mhlw.go.jp/topics/kaigo/zaisei/sikumi_02.html

い,新たな公費の投入をすることで,費用負担の公平性が高められたものとなっている.

5) 健康日本21（第二次）

　国は,国民の健康づくりを旗印に,これまでに多くの対策を繰り出してきた.それは,昭和53（1978）年の健康診査の充実や市町村保健センターの整備に始まる第1次国民健康づくり対策,昭和63（1988）年の運動習慣の普及に重点をおいた「アクティブ80ヘルスプラン」などの第2次国民健康づくり対策というものであった.平成12（2000）年には,一次予防に重点をおいた「21世紀における国民健康づくり運動（**健康日本21**）」を打ち出し,より効果的な対策を目指す方針を示した.さらに国は,健康増進法（平成15（2003）年）の施行,医療制度改革関連法（平成18（2006）年）の成立,特定健康診査・特定保健指導の開始（平成20（2008）年）と立て続けに立法措置を行い,平成25（2013）年からは,これまでの施策を元に「健康日本21（第二次）」を次な

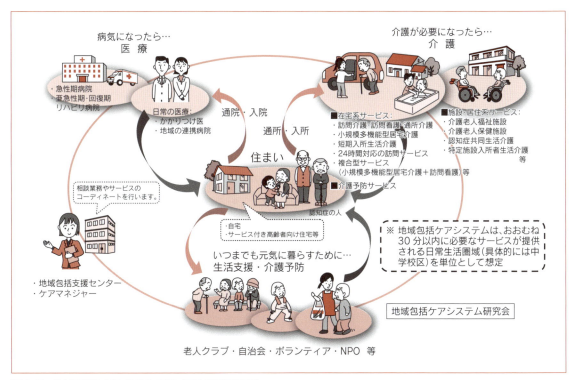

図 3-5　地域包括ケアシステムの姿（厚生労働省資料）

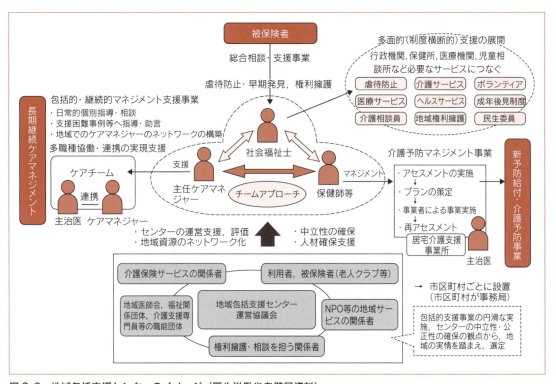

図 3-6　地域包括支援センターのイメージ（厚生労働省老健局資料）

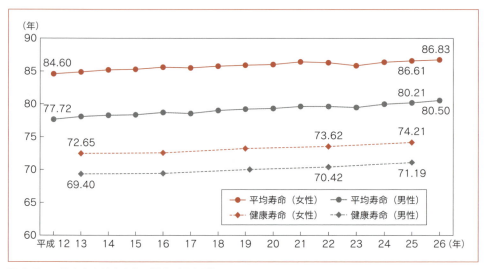

図 3-7　平均寿命と健康寿命の推移（男女別）
（備考）1. 平均寿命は，平成 12 年，17 年及び 22 年は厚生労働省「完全生命表」，その他の年は厚生労働省「簡易生命表」より作成．健康寿命は，13 年から 22 年は厚生労働科学研究費補助金「健康寿命における将来予測と生活習慣病対策の費用対効果に関する研究」，25 年は厚生労働省資料より作成．
2. 健康寿命は，日常生活に制限のない期間．

る健康づくりの主軸におくこととなった（**図 3-2** 参照）．このなかで，特に目標として掲げているのは，「健康寿命の延伸と健康格差の縮小」である．具体的には，生活習慣病としての糖尿病，循環器疾患や呼吸器疾患（chronic obstructive pulmonary disease：COPD），そして今や一生のうちに国民の 2 人に 1 人が罹患するとされるがんに対して，疾患ごとの発症予防と重症化予防へ向けた生活習慣の改善および社会環境の整備を目指している．ここでの「健康格差」とは，地域や社会経済状況の違いによる集団間の健康状態の差をいう．

6) 平均寿命と健康寿命

毎年 1 年間の死亡状況が今後変化しないと仮定したときに，各年齢の人が平均してあと何年生きられるかという期待値を平均余命の指標としている．この指標は，男女別に各年齢の人口と死亡数をもとにして計算されており，0 歳の平均余命が平均寿命である．一方，2000 年に WHO は健康に生活できるという点に注目し，「健康上の問題で日常生活が制限されることがなく生活できる期間」として健康寿命という考え方を提唱した．令和元（2019）年，日本において平均寿命は，男性 81.41 歳，健康寿命が 72.68 歳，女性は平均寿命が 87.45 歳，健康寿命が 75.38 歳となっている（**図 3-7**）．ただし，新型コロナウイルス感染症（COVID-19）の影響で，令和 4（2022）年は平均寿命が前年比で低下している．平均寿命と健康寿命の差は，日常生活に制限が生じている期間であり，入院医療や介護を必要とする期間といえる．この差を短縮することが，個人の生活の質の低下を防ぎ，医療費や介護費などの社会保障負担を低減させることにつながるといえる．

4　終末期に対応する医療（終末期医療：terminal care）

末期がんなどで快復が望めず，死が避けられない患者に対して，積極的な治療をせずに鎮痛を行うことを主目的とした医療である．医師，看護師などの医療専門職員のほか，心理学者，さらには宗教家などが協力して，残された人生を患者がより自分らしく生き，心静かに死を迎えられるように取り組む医療で，諸外国では，hospice（ホスピス：hospital of piece）ケアとして進んできた．わが国では，診療報酬上の施設基準を定め，緩和ケア病棟での医療，看取りとして緩和医療を行っている．

特に，終末期患者の延命治療の継続の問題に関しては，厚労省，救急医学会などが研究班を作り，そのあり方や基準作りが現在検討されている．最近では，リビング・ウイルも含めた患者の意思が重要視される傾向にある．

III　特殊な医療（行政手続きなどが必要な場合がある医療）

普段受ける医療と異なり，他の法的な根拠に基づき別途二次医療圏ごとに病床数を算出し，医療計画に基づいて整備された医療体制がある．精神疾患，感染症（結核，HIV感染症など）などが該当する．それぞれ法的な手続きが必要となり，医療機関は，行政機関へ報告，書類などを提出する必要がある．入院に関して強制的な対応をする場合や，患者への人権的な配慮が必要となる場合など，特殊な対応が必要となる．

1　精神疾患に対応する医療

精神疾患に罹患した患者に対する医療は，「**精神保健福祉法**」（精神保健及び精神障害者福祉に関する法律）に基づいて行われる．病状によっては，保護目的で患者を拘束する場合もあり，人権擁護に留意した対応と同法の趣旨を遵守した医療が行われる．また，専門的な研修教育を修了し指定を受けた指定医がかかわり，保健所を中心とした行政機関もかかわった医療体制をとっているのは，精神疾患の病態特殊性といえる．最近の傾向として，アルツハイマー病の患者数，ストレスなどに起因すると考えられる躁うつを含む気分障害の患者数が増加している傾向がみられ，病床数も増加しており，社会背景を表している（図3-8，表3-4，表3-5）．

特に入院を伴う医療の必要がある場合，それぞれの必要性に応じた措置が法的に定められている．軽い症状の場合は，患者自身の同意に基づき行われる「任意入院」となり，病状によって，都道府県知事が指定する「措置入院」，指定医が保護者などの同意のもとに患者保護の目的に行う「医療保護入院」の区別がある（表3-6）．また，医療上，緊急性が必要とされる場合に72時間という時間を定めて入院させる「緊急措置入院」，その他「応急入院」「仮入院」などがある．緊急の入院に対応するために，各都道府県に**精神科救急医療施設**が整備されている．いずれの場合においても，入院に強制力が少なからず生じるため，

ホスピス（hospice）
ターミナルケア（終末期ケア）を行う施設のこと．教会で看護にあたる聖職者の無私の献身と歓待をホスピタリティ（hospitality）といい，病院（ホスピタル：hospital）も同じ派生である．

リビング・ウイル（living will）
「生前意思」であり，尊厳死に対しては，尊厳死の権利を主張して，延命治療の打ち切りを希望するなどの意思表示のこと．

精神保健福祉センター
精神保健福祉法によって規定された，都道府県および政令指定都市の精神保健福祉に関する中核機関である．2002年からは，地方分権推進計画により組織運営などが弾力的になり，精神医療行政業務も行っている．地域での精神保健の保持増進，予防や精神医療の推進と患者の自立支援や社会復帰の促進，さらには調査研究，統計資料の収集整備など，多岐にわたる業務を行っている．

精神障害者保健福祉手帳
平成7（1995）年の法改正に伴い創設された．精神障害者の社会復帰，自立社会参加を促すことを目標としている．1～3級までの3つの区分があり，手帳の交付を受けた者は，認定区分により税や公共交通機関での割引などの優遇措置を受けることができる．平成26（2014）年度末で約80万人に交付されている．

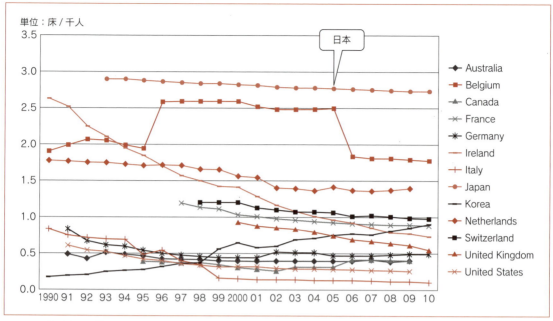

図 3-8　精神病床数※（諸外国との比較）
資料：OECD Health Data 2012
※各国により病床の定義が異なる．

表 3-4　精神障害者数の推移

（単位　千人）

	平成17年 ('05)	20 ('08)	23 ('11)	26 ('14)	29 ('17)	令和2 ('20)
精神障害者数	3,028	3,233	3,224	3,713	4,193	6,148
Ⅴ　精神及び行動の障害						
血管性及び詳細不明の認知症	145	143	146	144	142	211
アルコール使用〈飲酒〉による精神及び行動の障害	51	50	43	60	54	60
その他の精神作用物質使用による精神及び行動の障害	9	16	35	27	22	29
統合失調症，統合失調症型障害及び妄想性障害	757	795	713	773	792	880
気分［感情］障害（躁うつ病を含む）	924	1,041	958	1,116	1,276	1,721
神経症性障害，ストレス関連障害及び身体表現性障害	585	589	571	724	833	1,243
その他の精神及び行動の障害	124	164	176	335	330	805
Ⅵ　神経系の疾患						
アルツハイマー病	176	240	366	534	562	794
てんかん	273	219	216	252	218	420

資料：厚生労働省「患者調査」（総患者数）．
注　1）精神障害者数は，「Ⅴ 精神及び行動の障害」から「精神遅滞」を引いて，「Ⅵ 神経系の疾患」の「アルツハイマー病」と「てんかん」を足した数である．
　　2）総患者数は傷病別に表章単位（性・年齢階級等）ごとの平均診療間隔を用いて算出しているため，合計が傷病ごとの総患者数と合わない場合がある．
　　3）平成23年は，東日本大震災の影響により，宮城県の一部と福島県を除いた数値である．
　　4）令和2年より総患者数の調査日までの算定方法に変更があったため，数値の変化が大きい．

人権に十分配慮する必要がある．
　軽症患者や退院後においては，集団精神療法，レクリエーション活動，作業療法などの**精神科デイケア施設**があり対応をしている．加えて，各都道府県に

表 3-5 精神病床数，在院患者数，措置患者数，措置率，病床利用率の推移（各年6月末現在）

	全精神病床数	1日平均在院患者数	措置患者数	措置率(%)	病床利用率(%)
昭50年（'75）	275,468	281,346	65,571	23.3	102.1
60（'85）	333,570	339,989	30,484	9.0	101.9
平7（'95）	362,154	340,812	5,854	1.7	94.1
12（'00）	358,597	333,328	3,247	1.0	93.0
17（'05）	354,313	324,851	2,276	0.7	91.5
22（'10）	347,281	311,007	1,695	0.55	89.6
24（'12）	342,709	303,521	1,666	0.54	88.6
26（'14）	339,088	294,696	1,479	0.5	86.9
29（'17）	331,700	216,654	1,444	0.67	86.1
令2（'20）	325,140	275,224	1,494	0.54	84.8

資料：厚生労働省「病院報告」「衛生行政報告例」．
　　　措置患者数の平成12年以降は厚生労働省社会・援護局精神・障害保健課調べ．

表 3-6 精神病床入院形態別入院患者数の推移（単位　人，（　）内％）　　　　　　　　　　　　　　　（各年6月末現在）

	平成24年（'12）	25（'13）	26（'14）	28（'16）	30（'18）	令和元（'19）
措置入院	1,666 (0.5)	1,663 (0.5)	1,503 (0.5)	1,523 (0.5)	1,530 (0.5)	1,585 (0.6)
医療保護入院	135,740 (44.9)	136,680 (45.9)	131,924 (45.4)	129,593 (45.2)	130,066 (46.3)	127,429 (46.8)
任意入院	162,808 (53.8)	157,178 (52.8)	155,122 (53.4)	153,512 (53.6)	147,436 (52.5)	141,818 (52.1)
その他	1,942 (0.6)	1,915 (0.6)	1,857 (0.7)	1,778 (0.6)	828 (0.3)	860 (0.3)

資料：厚生労働省社会・援護局精神・障害保健課調べ．
注　（　）は構成割合である．

精神保健福祉センターが設置され，保健所を中心として地域における精神保健活動を技術面で指導援助している．

2　感染症に対応する医療

　感染症対策は，明治30（1897）年に制定された「伝染病予防法」に始まる．しかし，衛生環境の向上や栄養状況などの向上の結果，同法で定めた法定伝染病の激減と，世界的に発達した交通網と物流や人の往来の増加に伴う新興輸入感染症の増加などにより，時代の変化に対応できなくなってきた．そのため，「伝染病予防法」は，従来の「性病予防法」「後天性免疫不全症候群の予防に関する法律（エイズ予防法）」とともに廃止統合され，平成11（1999）年には**「感染症の予防及び感染症の患者に対する医療に関する法律」（感染症法）**が新設され，総合的に感染症対策を推進することになった（**表 3-7**）．その後，国内の感染症では最大の問題として法的にも別枠として対策されていた結核に関しても，平成19（2007）年4月に感染症法に組み込まれることになった．その後，現在に至るまで，SARS（severe acute respiratory syndrome，重症急性呼吸器症候群）をはじめウエストナイル熱，エボラ出血熱など国際的な感染

> **精神科デイケアプログラム**
> 社会復帰を促進するための治療プログラムであり，患者同士の交流，スタッフとの相談，絵画，書道，スポーツなどを通して「心の問題」の快復を取り戻すよう行われる．精神科病院などの医療機関で行われるものと，保健所や精神保健福祉センターなどで行われるものがある．疾患ごとの患者の集まりや年齢層ごとに分けた集まりなどを工夫し，患者の社会復帰に資するプログラムが組まれている．

表 3-7 感染症への対応

感染症類型	主な対応	医療体制	医療費負担
新感染症	入院	特定感染症指定医療機関 ［国が指定．4医療機関（10床）］	全額公費（医療保険の適用なし）
1類感染症（ペスト，エボラ出血熱，南米出血熱など）	入院	第1種感染症指定医療機関 ［都道府県知事が指定．56医療機関（105床）］	医療保険適用残額は公費で負担 （入院について）
2類感染症（特定鳥インフルエンザ，結核，SARSなど）		第2種感染症指定医療機関 ［都道府県知事が指定．505医療機関（4,582床）］	
3類感染症（コレラ，腸管出血性大腸菌感染症など）	特定業務への就業制限	一般の医療機関	医療保険適用 （自己負担あり）
4類感染症（鳥インフルエンザ（特定鳥インフルエンザを除く），ウエストナイル熱など）	消毒等の対物措置		
5類感染症（インフルエンザ（鳥インフルエンザ及び新型インフルエンザ等感染症を除く），エイズ，ウイルス性肝炎（E型肝炎及びA型肝炎を除く）など）	発生動向の把握・提供		
新型インフルエンザ等感染症	入院	特定感染症指定医療機関・第1種感染症指定医療機関・第2種感染症指定医療機関	医療保険適用残額は公費で負担 （入院について）

※ 1～3類感染症以外で緊急の対応の必要が生じた感染症についても，「指定感染症」として，政令で指定し，原則1年限りで1～3類の感染症に準じた対応を行う．

症のアウトブレイクに迅速かつ機動的な対応が重要課題となり，これまで複数回の改正が行われ，現在，感染症類型は**表 3-8**のごとくとなっている（令和5（2023）年5月）．特に，感染症に関しては，危機管理の問題とも関連し，今後も迅速な対応や法改正が行われていくと考えられる．また，法的には統合されたが，結核はいまだわが国において最大の感染症であるため，「結核に関する特定感染症予防指針」が定められており，重点的な対策が立てられている．このように別途予防指針が定められている疾患としては，結核のほかにHIV感染症などの重要疾患がある．

2020年1月，中国から発生したとされる新型コロナウイルス感染症（COVID-19）が世界的に蔓延して，多くの感染者，死者を出した．WHO（世界保健機関）をはじめ，全世界が対応に注力した結果，WHOは2023年5月5日新型コロナウイルス感染症に関する「国際的に懸念される公衆衛生上の緊急事態（PHEIC）」の宣言を終了すると発表した．今後は，世界的規模で各国が連携するとともに，各国がそれぞれの国の事情を考慮して最善の対策を進めることになる．

1）感染症指定医療機関

厚生労働大臣，都道府県知事によって，新感染症，1類感染症および2類感染症の罹患患者に対応する感染症指定医療機関が指定されている．

表 3-8 感染症の種類（感染症法に基づく分類）　　　　　　　　　　　　　　　令和5年（'23）5月施行

	感染症名等	性　格
感染症類型	[1 類感染症] ・エボラ出血熱 ・クリミア・コンゴ出血熱 ・痘そう ・南米出血熱 ・ペスト ・マールブルグ病 ・ラッサ熱	感染力，罹患した場合の重篤性等に基づく総合的な観点からみた危険性が極めて高い感染症
	[2 類感染症] ・急性灰白髄炎 ・結核 ・ジフテリア ・重症急性呼吸器症候群（SARS） ・鳥インフルエンザ（H5N1） ・鳥インフルエンザ（H7N9） ・中東呼吸器症候群（MERS）	感染力，罹患した場合の重篤性等に基づく総合的な観点からみた危険性が高い感染症
	[3 類感染症] ・コレラ ・細菌性赤痢 ・腸管出血性大腸菌感染症 ・腸チフス ・パラチフス	感染力，罹患した場合の重篤性等に基づく総合的な観点からみた危険性は高くないが，特定の職業への就業によって感染症の集団発生を起こし得る感染症
	[4 類感染症] ・E 型肝炎 ・A 型肝炎 ・黄熱 ・Q 熱 ・狂犬病 ・炭疽 ・鳥インフルエンザ（鳥インフルエンザ（H5N1，H7N9）を除く） ・ボツリヌス症 ・マラリア ・野兎病 ・ジカウイルス感染症 ・その他の感染症（政令で規定）	動物，飲食物等の物件を介して人に感染し，国民の健康に影響を与えるおそれのある感染症（人から人への伝染はない）．
	[5 類感染症] ・インフルエンザ（鳥インフルエンザおよび新型インフルエンザ等感染症を除く） ・新型コロナウイルス感染症[1)] ・ウイルス性肝炎（E 型肝炎および A 型肝炎を除く） ・クリプトスポリジウム症 ・後天性免疫不全症候群 ・性器クラミジア感染症 ・梅毒 ・麻しん ・メチシリン耐性黄色ブドウ球菌感染症 ・その他の感染症（省令で規定）	国が感染症発生動向調査を行い，その結果等に基づいて必要な情報を一般国民や医療関係者に提供・公開していくことによって，発生・拡大を防止すべき感染症
新型インフルエンザ等感染症	・新型インフルエンザ ・再興型インフルエンザ	新たに人から人に伝染する能力を有することとなったウイルスを病原体とするインフルエンザ かつて，世界的規模で流行したインフルエンザであって，その後流行することなく長期間が経過しているものが再興したもの 両型ともに，全国的かつ急速なまん延により国民の生命・健康に重大な影響を与えるおそれがあると認められるもの
指定感染症	政令で1年間に限定して指定される感染症	既知の感染症の中で上記1～3類，新型インフルエンザ等感染症に分類されない感染症で1～3類に準じた対応の必要が生じた感染症
新感染症	[当初] 　都道府県知事が厚生労働大臣の技術的指導・助言を得て個別に応急対応する感染症 [要件指定後] 　政令で症状等の要件指定をした後に1類感染症と同様の扱いをする感染症	人から人に伝染すると認められる疾病であって，既知の感染症と症状等が明らかに異なり，その伝染力，罹患した場合の重篤度から判断した危険性が極めて高い感染症

注　1) 病原体がベータコロナウイルス属のコロナウイルス（令和二年一月に中華人民共和国から世界保健機関に対して，人に伝染する能力を有することが新たに報告されたものに限る.）であるものに限る.

(1) 特定感染症指定医療機関

厚生労働大臣が指定する．新感染症の患者の入院医療を担当できる基準に合致する医療機関として指定する．この医療機関では，新感染症を含め，1類，2類のすべての感染症に対応することが可能である．東京，千葉，愛知，大阪に4医療機関があり，合計10床が指定されている（令和5（2023）年5月時点，厚労省資料）．

(2) 第一種感染症指定医療機関

都道府県知事が指定し，原則として都道府県ごとに1カ所設置される．1類感染症の患者の入院医療を担当できる基準を満たしており，1類および2類の感染症患者を受け入れ，治療することができる医療施設である．多くの場合は大学附属病院や公立病院が指定を受けている．現在，全国56医療機関105床が指定されている（令和5（2023）年5月時点，厚労省資料）．

(3) 第二種感染症指定医療機関

都道府県知事が指定する．原則として二次医療圏ごとに1カ所設置される．2類感染症患者の入院医療を担当することができる基準を満たす医療機関である．感染症病床を有する指定医療機関は，全国348医療機関1,742床である（令和4（2022）年4月時点，厚労省資料）．

また，2類感染症に追加された結核病床（稼働病床）を有する指定医療機関は，157医療機関であり，2,840床である（令和4（2022）年4月時点，厚労省資料）．

(4) 結核指定医療機関

都道府県知事が指定する．結核患者の通院医療を担当できる医療機関である．病院8,026，診療所67,824，薬局63,035カ所が指定を受けている（令和4（2022）年4月時点，厚労省資料）．

（参考）

2020年1月より中国から発生したとされる新型コロナウイルス感染症（COVID-19，病原ウイルスはSARS-CoV-2）が，令和5（2023）年5月8日に感染症法上の位置づけが5類になった．しかしながら，世界的に今後の対応が問題となっており，動向が注視されることには変わりがない．

2）感染症患者への医療機関の対応

法に定める感染症が発生した場合，患者に対して入院の措置がとられる．患者の生命を守るという目的と同時に，感染の拡大を防ぐという目的があるが，入院の措置が患者に強制力をもってなされるため，特に患者の人権に配慮しなければならないという側面を併せ持つ．1類をはじめそれぞれの類には，それぞれいつ，誰が，どのように届けるかなど詳細に定められている．

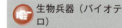

生物兵器（バイオテロ）
バイオテロに用いられる可能性のある感染症として，天然痘（痘瘡），炭疽，ペスト，ボツリヌス症，エボラ出血熱などがある．いずれも感染力が強い感染症であり，感染症法の1類には，天然痘が分類されている．

（参考）
学校における感染症対策

わが国における学校保健の特徴は，所管が厚労省のような厚生局ではなく，文教部局である文部科学省や教育委員会が行っている点にある．また，養護教員が各学校で保健管理と保健指導の両方を受け持っている点や，教科の保健学習の指導を自然科学系ではなく人文科学系の保健体育の教員が行っている点が特徴といえる．

生徒や学生が在学中に罹患しやすい伝染病に関しては，「学校保健安全法」に定められている．この学校保健安全法は，平成21（2009）年の改正で学校保健法から改称され国の責務などが明記され，保健のみならず学校安全にも配慮された内容となっている．頻度や感染力に応じて，第1種学校感染症から第3種学校感染症まで分類されている．感染症ごとに学校長の権限で行われる出席停止の期間などが細かく定められている．

3）わが国における重要な感染症
（1）結核

第二次世界大戦後の栄養不良が多くみられるなかで，当時のわが国の医療問題は，結核が死亡率の第1位であることであった．そのため，昭和26（1951）年に「結核予防法」が制定され，同法には入院に関しても強制的な内容が盛り込まれていた．現在，抗結核薬の開発，診断法の進歩，結核対策の推進などにより，また，生活水準や栄養環境の劇的な改善により死亡率は急速に低下している．しかしながら，欧米諸外国と比較するといまだ高水準で推移しているのが現状である．主な原因としては，高齢者の増加や多剤耐性菌の増加によると考えられている．最新の統計では，一時増加傾向にあった新規感染患者は再び減少傾向にある（表3-9～11）．

多くの新興感染症の増加と感染症対策の見直しなどの要請の高まりもあり，結核予防法は平成19（2007）年3月31日で廃止となり感染症法へ統合され，BCGに関しては予防接種法へ統合された．しかし，しばしば集団感染が症例として報告されることに鑑みて，感染症法に統合された後も，結核対策に対しては予防指針を示して特に手厚い対策が立てられている．これは，依然として結核がわが国における保健医療対策の重大な課題であることを示している．

（2）HIV（図3-9，表3-12～3-14）

HIV感染症は，治療法が格段の進歩を遂げたものの，ウイルス増殖抑制に有効な薬剤も限られ，いまだ完治に至る治療法は確立していない．そのため，AIDSを発症した場合は，非常に高い確率で死に至る．しかし，HIV感染者であっても適切な治療を受けることでほぼ通常の生活を送ることができるようになった現在では，誤った知識や偏見を是正して，正しい理解をもつことが大切である．そのためには，国際的に連携した対策が急務といえる．特にわが国は，先進諸国のなかでも新規感染患者が増加している数少ない国であるため，感染

現在の結核検査や現場の諸問題

結核は，現在においてもしばしば集団感染を起こし問題となる．しかも，その集団感染が学校や病院で発生することがある．加えて，多剤耐性菌の増加など新たな局面を迎えているのが現状である．そのため，迅速な検査の要望が高まり，結核対策の中心的な役割を臨床検査技師が担っている．特に対策には，PCR法などの核酸検査や抗菌薬耐性株の分離同定などが必須とされ，全国での検査体制の標準化とそのレベルアップが問題である．

HIV：human immunodeficiency virus，ヒト免疫不全ウイルス

AIDS：acquired immune deficiency syndrome，後天性免疫不全症候群

世界エイズデー

世界的レベルでのエイズの蔓延とHIV感染者，エイズ患者への差別・偏見を解消するために，12月1日を世界エイズデーと定め，キャンペーンを展開し啓蒙活動を進めている．特に，青少年を対象にしたポスターコンクールやコンサート，イベントを行い，正しい知識の普及を進めている．

表 3-9 結核新登録患者数, 罹患率, 死亡率の推移

年　次	新登録患者数	罹患率	死亡数	死亡率
	(人)	(人口10万対)	(人)	(人口10万対)
1960 (昭和35) 年	489,715	524.2	31,959	34.2
65 (40)	304,556	309.9	22,366	22.8
70 (45)	178,940	172.3	15,899	15.4
75 (50)	108,088	96.6	10,567	9.5
80 (55)	70,916	60.7	6,439	5.5
85 (60)	58,567	48.4	4,692	3.9
90 (平成 2)	51,821	41.9	3,664	3.0
95 (7)	43,078	34.3	3,178	2.6
99 (11)	43,818	34.6	2,935	2.3
2000 (12)	39,384	31.0	2,656	2.1
01 (13)	35,489	27.9	2,491	2.0
03 (15)	31,638	24.8	2,337	1.9
04 (16)	29,736	23.3	2,330	1.8
06 (18)	26,384	20.6	2,269	1.8
07 (19)	25,311	19.8	2,194	1.7
09 (21)	24,170	19.0	2,159	1.7
10 (22)	23,261	18.2	2,129	1.7
12 (24)	21,283	16.7	2,110	1.7
13 (25)	20,495	16.1	2,087	1.7
17 (29)	16,789	13.3	2,306	1.9
18 (30)	15,590	12.3	2,204	1.8
19 (令和 元)	14,460	11.5	2,087	1.7
20 (2)	12,739	10.1	1,909	1.5
21 (3)	11,519	9.2	1,844	1.5

資料：＜新登録患者数・罹患率＞厚生労働省健康局「結核登録者情報調査年報集計結果」
　　　＜死亡数・死亡率＞厚生労働省大臣官房統計情報部「人口動態統計」
注　平成10年以降のデータについては，非定型抗酸菌陽性を除く数値である．

表 3-10 結核罹患率の都道府県別主な順位（令和3年末現在）

	都道府県名	罹患率
罹患率の低い5県	山 梨 県	4.3
	秋 田 県	4.9
	岩 手 県	5.1
	長 野 県	5.1
	福 島 県	5.6
罹患率の高い5県	長 崎 県	13.5
	大 阪 府	13.3
	徳 島 県	12.9
	沖 縄 県	11.9
	愛 知 県	11.7

表 3-11 結核罹患率の国際比較（2020）

国　名	罹　患　率
アメリカ	2.4
カナダ	5.9
スウェーデン	3.6
オーストラリア	7.3
オランダ	4.1
デンマーク	4.9
フランス	8.2
イギリス	6.9
日　本（2021）	9.2

資料：2021年結核登録者情報調査年報
※　日本の罹患率のみ2021年のデータ

拡大防止の実効性のある対策が望まれている．各自治体，保健所などが中心となり，匿名かつ無料でHIV感染の有無を調べる検査の実施や，都道府県ごとにAIDS患者およびHIV感染者のための治療の中核として，エイズ治療拠点病院

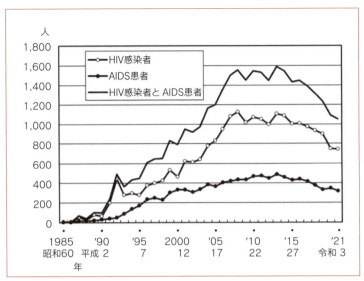

図 3-9 HIV 感染者および AIDS 患者の年間新規報告数の推移
資料：厚生労働省エイズ動向委員会「令和 3 年エイズ発生動向年報」
注　報告数は凝固因子製剤による HIV 感染を含まない．

表 3-12　令和 3(2021) 年末における HIV 感染者及び AIDS 患者の国籍別，性別，感染経路別累計

診断区分	感染経路	日本国籍			外国国籍			合計		
		男	女	計	男	女	計	男	女	計
HIV	異性間の性的接触	3,311	857	4,168	521	907	1,428	3,832	1,764	5,596
	同性間の性的接触[1]	13,151	4	13,155	1,062	1	1,063	14,213	5	14,218
	静注薬物使用	47	2	49	31	4	35	78	6	84
	母子感染	18	10	28	8	9	17	26	19	45
	その他[2]	437	42	479	93	34	127	530	76	606
	不明	1,456	141	1,597	505	580	1,085	1,961	721	2,682
	HIV 合計	18,420	1,056	19,476	2,220	1,535	3,755	20,640	2,591	23,231
AIDS	異性間の性的接触	2,434	285	2,719	332	246	578	2,766	531	3,297
	同性間の性的接触[1]	4,172	3	4,175	242	2	244	4,414	5	4,419
	静注薬物使用	33	4	37	29	3	32	62	7	69
	母子感染	10	3	13	1	6	7	11	9	20
	その他[2]	277	26	303	40	18	58	317	44	361
	不明	1,414	114	1,528	437	175	612	1,851	289	2,140
	AIDS 合計[3]	8,340	435	8,775	1,081	450	1,531	9,421	885	10,306
凝固因子製剤による感染者[4]		1,422	18	1,440	—	—	—	1,422	18	1,440

資料：厚生労働省エイズ動向委員会「令和 3 年エイズ発生動向年報」
注　1）両性間性的接触を含む．
　　2）輸血などに伴う感染例，推定される感染経路が複数ある例を含む．
　　3）平成 11 年 3 月 31 日までの病状変化によるエイズ患者報告数 154 件を含む．
　　4）「血液凝固異常症全国調査」による 2021 年 5 月 31 日現在の凝固因子製剤による感染者数．

（令和 3（2021）年 5 月現在全国で 380 カ所）が設けられている．これらの施設は，国立国際医療センターに設置されたエイズ治療研究開発センターをトップに，全国を 8 つのブロックに分けたうえで，ブロックごとにブロック拠点病

表 3-13 HIV 感染者および AIDS 患者の国籍, 性別推移

診断区分	国籍	性別	1987	1990	1993	1996	1999	2002	2005	2007	2010	2013	2016	2018	2019	2020	2021	合計	合計の%
HIV	日本	男	34	27	102	189	379	481	709	931	956	963	857	768	741	598	614	18,420	79.3
		女	11	10	22	41	45	40	32	38	41	33	28	32	29	21	10	1,056	4.5
		計	45	37	124	230	424	521	741	969	997	996	885	800	770	619	624	19,476	83.8
	外国	男	10	11	33	65	39	55	60	76	59	97	108	121	116	114	98	2,220	9.6
		女	0	18	120	81	67	38	31	37	19	13	18	19	17	17	20	1,535	6.6
		計	10	29	153	146	106	93	91	113	78	110	126	140	133	131	118	3,755	16.2
	合計		55	66	277	376	530	614	832	1,082	1,075	1,106	1,101	940	903	750	742	23,231	100.0
AIDS	日本	男	6	18	53	156	212	232	291	343	421	438	376	328	281	282	260	8,340	80.9
		女	3	3	5	15	12	20	11	22	15	11	18	15	9	10	3	435	4.2
		計	9	21	58	171	224	252	302	365	436	449	394	343	290	292	263	8,775	85.1
	外国	男	3	10	19	45	46	36	49	34	29	28	39	25	37	46	40	1,081	10.5
		女	2	0	9	18	31	20	16	19	4	7	4	9	6	7	12	450	4.4
		計	5	10	28	63	77	56	65	53	33	35	43	34	43	53	52	1,531	14.9
	合計		14	31	86	234	301	308	367	418	469	484	437	377	333	345	315	10,306	100.0

資料：厚生労働省エイズ動向委員会「令和 3 年エイズ発生動向年報」
注　凝固因子製剤による感染者・患者数を除く．

院，さらには中核拠点病院，拠点病院というピラミッド型の構成を作りお互いに連携をして HIV 感染症患者の治療にあたっている．そして，拠点病院とその周辺の医療機関とが地域の実状とニーズに応じた診療連携システムおよび教育・技術支援システムを作り，役割分担を進める努力が望まれている．しかし，多くの自治体や拠点病院では，HIV 陽性者の予後が改善される反面，感染患者の高齢化や要支援・要介護者の増加の問題が急速に顕在化し，新たな体制の整備が必要とされる現状に直面している．

(3) 現在急務の対策が迫られる感染症

世界的規模で人流が増大し，交通機関の利用者や海外渡航者の数が増加していることなどを背景にして，感染症に新たな対策が求められている．

① 梅毒感染症

梅毒は，平成 11（1999）年より感染症法の 5 類感染症に定められ，届け出が義務づけられている．梅毒患者報告数は昭和 23（1948）年以降，小流行を認めながら全体として減少傾向であったが，平成 23（2011）年頃から増加傾向にある．令和 4（2022）年第 1～42 週に診断された症例報告数は 10,141 例であり，感染症法が施行された平成 11（1999）年以来はじめて 10,000 例を上回った．近年では，20～30 歳の若い女性の患者数の増加が顕著という傾向がみられている．感染予防や治療法がほぼ確立した疾患であるため，公衆衛生的な予防策や疾患に対する啓蒙活動が急務とされている．

② エムポックス（サル痘）感染症

令和 5（2023）年 5 月 26 日より感染症法上の名称が，サル痘からエムポッ

表 3-14 世界の AIDS 患者の状況（2021 年末現在，UNAIDS 報告）

地域	HIV 陽性者	HIV 新規感染者 総数	HIV 新規感染者 15 歳以上	HIV 新規感染者 0-14 歳	エイズによる死亡	抗 HIV 治療
東部および南部アフリカ	2,060 万人 [1,890 万-2,300 万人]	670,000 人 [530,000-900,000 人]	590,000 人 [460,000-790,000 人]	78,000 人 [49,000-130,000 人]	280,000 人 [230,000-360,000 人]	1,620 万人
アジア太平洋	600 万人 [490 万-720 万人]	260,000 人 [190,000-360,000 人]	250,000 人 [180,000-350,000 人]	14,000 人 [9,400-20,000 人]	140,000 人 [99,000-210,000 人]	400 万人
西部および中央アフリカ	500 万人 [450 万-560 万人]	190,000 人 [140,000-270,000 人]	140,000 人 [90,000-210,000 人]	54,000 人 [39,000-71,000 人]	140,000 人 [110,000-170,000 人]	390 万人
ラテンアメリカ	220 万人 [150 万-280 万人]	110,000 人 [68,000-150,000 人]	100,000 人 [65,000-150,000 人]	4,000 人 [2,100-6,000 人]	29,000 人 [18,000-42,000 人]	150 万人
カリブ海沿岸	330,000 人 [290,000-380,000 人]	14,000 人 [9,500-18,000 人]	13,000 人 [9,000-17,000 人]	910 人 [580-1,300 人]	5,700 人 [4,200-7,600 人]	230,000 人
中東・北アフリカ	180,000 万人 [150,000-210,000 人]	14,000 人 [11,000-18,000 人]	12,000 人 [9,800-16,000 人]	1,500 人 [1,200-1,800 人]	5,100 人 [3,900-6,900 人]	88,000 人
東欧・中央アジア	180 万人 [170 万-200 万人]	160,000 人 [130,000-180,000 人]	160,000 人 [130,000-180,000 人]	[-]1)	44,000 人 [36,000-53,000 人]	930,000 人
西欧・中欧・北アメリカ	230 万人 [190 万-260 万人]	63,000 人 [51,000-76,000 人]	63,000 人 [51,000-76,000 人]	[-]1)	13,000 人 [9,400-16,000 人]	190 万人
全世界	3,840 万人 [3,390 万-4,380 万人]	150 万人 [110 万-200 万人]	130 万人 [990,000-180 万人]	160,000 人 [110,000-230,000 人]	650,000 人 [510,000-860,000 人]	2,870 万人

[ ] 内の範囲に実際の数値が存在する．推計値・範囲は現在入手可能な最良のデータを基にして算出された．
資料：UNAIDS「ファクトシート 2022」
注　1）こどもの推計値は数が少ないため公表されていない．

クスへと変更になった．令和 4（2022）年，欧米を中心に，これまでエムポックスの流行が報告されてきたアフリカ大陸の国々への渡航歴のない感染症例が報告され，令和 5（2023）年末までに世界で 93,000 例以上の症例と 179 例の死亡例が報告されている．この流行はアジアの国々へも広がりをみせ，世界的に継続している．令和 6（2024）年 2 月の時点で，日本国内においては 240 例の報告があり，とくに海外渡航との関連がない症例が主体となっており，感染経路を含めた解明，対策が急務になっている．

（参考）
ハンセン（らい）病

　ハンセン（らい）病に関して，わが国では，医療技術の進歩により治療法や感染対策などが確立した後も立法上の無策や根強く残る偏見や無理解などが重

なり，強制的な隔離政策が長期にわたり行われるなど，時代錯誤の状況であった．平成8（1996）年4月にようやく「らい予防法」が廃止され，一般病院での診療が可能となった．後に，患者および支援団体から提訴された同法が違憲であったとする国家賠償訴訟に対し，熊本地裁は，平成13（2001）年に原告全面勝訴の判決を出し，国の立法不作為を認定した．国は控訴をせず，同判決が確定し，当時の厚生労働大臣，内閣総理大臣が謝罪し，両院からは謝罪決議が採択されたことで一つの終止符がうたれた．平成21（2009）年には，その後も残るさまざまな問題の解決を図るために，ハンセン病問題基本法（ハンセン病問題の解決の促進に関する法律）を施行するなどの努力がなされた．平成28（2016）年4月には，最高裁判所から裁判官会議談話のかたちで謝罪意見が出され，三権のそれぞれの立場からの謝罪がされるということになったが，完全な問題解決には至っていないのが現状である．

Ⅳ 難病に対応する医療

わが国における難病対策は，昭和42（1967）年頃に原因不明の神経病スモンが多発したのを契機に，昭和47（1972）年に定められた「**難病対策大綱**」に始まる．それ以降，難病として以下2つを基準に対策が立てられている．

①原因が不明，または治療法が未確立であり，かつ後遺症を残すおそれが少なくない疾病．

②経過が慢性にわたり，単に経済的な問題のみならず，介護などに著しく人手を要するために，家族の負担が重く，また，精神的にも負担の多い疾病．

国は，これらの難病疾病に対して，①調査研究の推進，②医療施設の整備，③医療費の自己負担の軽減，④地域における保健医療福祉の充実・連携，QOLの向上を目指した福祉政策を推進してきた．調査研究班によって，患者数の把握などの疫学的調査や病因・病態の分子レベルの研究など多角的な調査研究が行われ，いくつかの疾患に関しては，原因遺伝子の解明や新規治療法の開発などの成果がみられた．しかし，原因遺伝子は同定されたものの治療法開発に至らない疾患や，いまだに原因不明の疾患も数多く残されている．そのため，難病患者救済の必要性の増大，難病指定された疾患とそうでない疾患の患者負担の不公平感の是正などが必要となった．厚労省は，平成24（2012）年10月に従来の難病対策を見直し，難病の選定基準として，「患者数が人口の約0.1％以下（おおむね12万人以下）」など5項目を新たに設定した．その結果，医療費助成の難病は従来の56疾患から330疾患に増えることとなった（**表3-15**）．難病指定された多くの疾患では，難病指定医による認定を受けた場合，疾患の重症度に応じて医療費の軽減などの補助が受けられる．指定難病は，令和元年7月に2疾患追加され，その後，病名の変更・統合・追加などがあり，令和5年7月現在338疾患が指定を受けている．

表 3-15 難病の患者に対する医療等に関する法律第 5 条第 1 項に規定する指定難病

番号	病名	番号	病名	番号	病名
1	球脊髄性筋萎縮症	159	色素性乾皮症	214	心室中隔欠損を伴う肺動脈閉鎖症
	⋮	160	先天性魚鱗癬	215	ファロー四徴症
111	先天性ミオパチー	161	家族性良性慢性天疱瘡	216	両大血管右室起始症
112	マリネスコ・シェーグレン症候群	162	類天疱瘡（後天性表皮水疱症を含む．）	217	エプスタイン病
113	筋ジストロフィー	163	特発性後天性全身性無汗症	218	アルポート症候群
114	非ジストロフィー性ミオトニー症候群	164	眼皮膚白皮症	219	ギャロウェイ・モワト症候群
115	遺伝性周期性四肢麻痺	165	肥厚性皮膚骨膜症	220	急速進行性糸球体腎炎
116	アトピー性脊髄炎	166	弾性線維性仮性黄色腫	221	抗糸球体基底膜腎炎
117	脊髄空洞症	167	マルファン症候群	222	一次性ネフローゼ症候群
118	脊髄髄膜瘤	168	エーラス・ダンロス症候群	223	一次性膜性増殖性糸球体腎炎
119	アイザックス症候群	169	メンケス病	224	紫斑病性腎炎
120	遺伝性ジストニア	170	オクシピタル・ホーン症候群	225	先天性腎尿崩症
121	神経フェリチン症	171	ウィルソン病	226	間質性膀胱炎（ハンナ型）
122	脳表ヘモジデリン沈着症	172	低ホスファターゼ症	227	オスラー病
123	禿頭と変形性脊椎症を伴う常染色体劣性白質脳症	173	VATER 症候群	228	閉塞性細気管支炎
		174	那須・ハコラ病	229	肺胞蛋白症（自己免疫性又は先天性）
124	皮質下梗塞と白質脳症を伴う常染色体優性脳動脈症	175	ウィーバー症候群	230	肺胞低換気症候群
		176	コフィン・ローリー症候群	231	α1-アンチトリプシン欠乏症
125	神経軸索スフェロイド形成を伴う遺伝性びまん性白質脳症	177	有馬症候群	232	カーニー複合
		178	モワット・ウィルソン症候群	233	ウォルフラム症候群
126	ペリー症候群	179	ウィリアムズ症候群	234	ペルオキシソーム病（副腎白質ジストロフィーを除く．）
127	前頭側頭葉変性症	180	ATR-X 症候群		
128	ビッカースタッフ脳幹脳炎	181	クルーゾン症候群	235	副甲状腺機能低下症
129	痙攣重積型（二相性）急性脳症	182	アペール症候群	236	偽性副甲状腺機能低下症
130	先天性無痛無汗症	183	ファイファー症候群	237	副腎皮質刺激ホルモン不応症
131	アレキサンダー病	184	アントレー・ビクスラー症候群	238	ビタミン D 抵抗性くる病／骨軟化症
132	先天性核上性球麻痺	185	コフィン・シリス症候群	239	ビタミン D 依存性くる病／骨軟化症
133	メビウス症候群	186	ロスムンド・トムソン症候群	240	フェニルケトン尿症
134	中隔視神経形成異常症／ドモルシア症候群	187	歌舞伎症候群	241	高チロシン血症 1 型
		188	多脾症候群	242	高チロシン血症 2 型
135	アイカルディ症候群	189	無脾症候群	243	高チロシン血症 3 型
136	片側巨脳症	190	鰓耳腎症候群	244	メープルシロップ尿症
137	限局性皮質異形成	191	ウェルナー症候群	245	プロピオン酸血症
138	神経細胞移動異常症	192	コケイン症候群	246	メチルマロン酸血症
139	先天性大脳白質形成不全症	193	プラダー・ウィリ症候群	247	イソ吉草酸血症
140	ドラベ症候群	194	ソトス症候群	248	グルコーストランスポーター 1 欠損症
141	海馬硬化を伴う内側側頭葉てんかん	195	ヌーナン症候群	249	グルタル酸血症 1 型
142	ミオクロニー欠神てんかん	196	ヤング・シンプソン症候群	250	グルタル酸血症 2 型
143	ミオクロニー脱力発作を伴うてんかん	197	1p36 欠失症候群	251	尿素サイクル異常症
144	レノックス・ガストー症候群	198	4p 欠失症候群	252	リジン尿性蛋白不耐症
145	ウエスト症候群	199	5p 欠失症候群	253	先天性葉酸吸収不全
146	大田原症候群	200	第 14 番染色体父親性ダイソミー症候群	254	ポルフィリン症
147	早期ミオクロニー脳症	201	アンジェルマン症候群	255	複合カルボキシラーゼ欠損症
148	遊走性焦点発作を伴う乳児てんかん	202	スミス・マギニス症候群	256	筋型糖原病
149	片側痙攣・片麻痺・てんかん症候群	203	22q11.2 欠失症候群	257	肝型糖原病
150	環状 20 番染色体症候群	204	エマヌエル症候群	258	ガラクトース-1-リン酸ウリジルトランスフェラーゼ欠損症
151	ラスムッセン脳炎	205	脆弱 X 症候群関連疾患		
152	PCDH19 関連症候群	206	脆弱 X 症候群	259	レシチンコレステロールアシルトランスフェラーゼ欠損症
153	難治頻回部分発作重積型急性脳炎	207	総動脈幹遺残症		
154	徐波睡眠期持続性棘徐波を示すてんかん性脳症	208	修正大血管転位症	260	シトステロール血症
		209	完全大血管転位症	261	タンジール病
155	ランドウ・クレフナー症候群	210	単心室症	262	原発性高カイロミクロン血症
156	レット症候群	211	左心低形成症候群	263	脳腱黄色腫症
157	スタージ・ウェーバー症候群	212	三尖弁閉鎖症		⋮
158	結節性硬化症	213	心室中隔欠損を伴わない肺動脈閉鎖症		全部で 338 疾患

1〜110 は平成 27 年 1 月から，111〜306 は同年 7 月から，307〜330 は平成 29 年 4 月から，331 は平成 30 年 4 月から，332，333 は令和元年 7 月から医療費助成が開始となった．令和 5 年 7 月時点で，全部で 338 の疾患の指定がある．

Ⅴ 災害時における医療

　近年，異常気象や地震などによる災害にはじまり，国際的なテロや偶発的な事故に起因する災害の危機管理が問題となってきている．国際的な安全保障の問題となるものも含め，国内の各機関の連携や国際的な連携を密に保ちつつ対

応することが必要とされ，そのための医療面での対策も整いつつある．

1）DMAT（Disaster Medical Assistant Team）による医療

　阪神淡路大震災を教訓に，整備が始まった制度である．突発的に起こった災害時に医療スタッフとして医師，看護師，医療スタッフ（ロジ担当）がチームとなって被災者に対する救護活動を行い人命救助にあたることになる．通常時，隊員は地域で本務として勤務する病院で通常の医療を行っているが，ひとたび災害が起こると，災害現場でDMATのチームとして迅速に救急救命の活動を開始する災害時の即応医療といえる．そのため，隊員は，チームとしての活動が円滑に行えるように，災害が起こった時に備えて定期的に訓練を行い，非常時に備えている．今後も，臨床検査技師が医療スタッフとしてDMATの活動に参加するなどの活動が期待される．

2）CBRNE災害に対応する医療

　<u>C</u>hemical, <u>B</u>iological, <u>R</u>adiological, <u>N</u>uclear, <u>E</u>xplosive の頭文字からとったもので，化学兵器（化学物質による障害），生物兵器（微生物感染），放射性物質（放射性物質），核（Nuclear），爆発物（Explosive）による不特定多数に対してのテロ等による災害である．特に，眼にみえない，臭いがないなど認知が困難であり，かつ急速に被害が拡大するという特殊性がある．国，地方自治体，保健所，医療機関，各機関が連絡調整をし，危機に応じた対応を講じなければならない．現在は，危機管理のマニュアル作りなどの整備が行われている．また，一度災害が起きれば，いずれの災害も1つの国だけでは対応できない事態が想定され，WHO，IAEAなど国際機関の協力を受けての対応が重要になってくる．現在，消防署や関係機関が連携した訓練も行われており，実際の拠点としては保健所等を候補とした整備体制が動きつつある．

3）放射線被ばくにおける救急救命医療

　前項のCBRNE災害の一部であるが，広島，長崎の原爆被災を受けたわが国では，特に対策が立てられている．平成23（2011）年の福島原子力発電所事故で注目されたが，それ以前にも，平成11（1999）年の東海村臨界事故など，しばしば事故事案が起こっている．被ばく事故による放射線障害は，特殊な対応が必要となり，専門的な知識と放射線の測定技術が必要となる．全国の拠点として，長崎大学，広島大学，放射線医学総合研究所，弘前大学，福島県立医科大学などを中心として整備されている．最近では偶発的な事故のみならず，核テロに対する危機管理への対策も喫緊の問題となっている．

トリアージ

災害時や大規模事故などで多数の傷病者が発生した場合，日常の医療とは違った特殊な対応が求められる．限られた状況や医療資源を使い，最も多くの傷病者を救命するために，現場で傷病の重症度を短時間に判断，分類し，搬送治療の優先度を決めなければならない．そのような振り分けをトリアージ（triage）という．阪神淡路大震災（1995年）の災害が教訓となり，トリアージしたあと傷病者につけるタグ（トリアージタグ）の規格が統一された．災害現場などにおいて，最初に到着した救急救命士や医師，看護師など医療スタッフがトリアージを判断し，患者にタグをつける．軽症で搬送の優先度が低い者を緑，重症度の順に黄色，赤色とし，死亡もしくは救命不可能と判断された場合は黒色のタグがつけられる（原則右手首につける．写真3-2）．

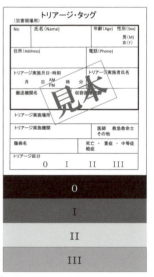

写真3-2　トリアージタグ

IAEA：International Atomic Energy Agency，国際原子力機関

第4章 医療提供体制

　医療という観点からは，病院や診療所以外に，助産所，調剤を行う薬局，介護老人保健施設なども医療サービスを提供する場所といえる．これらは狭義の意味での医療提供機関であり，広義には，鍼灸，柔道整復などの治療院も医療提供施設に含まれる．これらの医療提供施設は「医療法」が法的根拠となっている．

　また近年，病院は，第三者（病院，患者以外）による公正中立な評価が重要とされ，評価機構による一定の基準に基づいた病院組織の状況，医療の質などの評価を受けることが望まれている．自らの受診する病院に関してこのような情報を知りたいとする患者のニーズも高まりをみせているため，評価結果の公表が医療施設には求められている．

I 医療施設

　医療法において病床は，精神病床，感染症病床，結核病床，療養病床，一般病床と定められており（法律に記載された順）（表4-1），それにしたがって病院を分類すると，精神科病院，感染症病院，結核療養所，療養型病院，一般病院と分けることができる（表4-2）．また，病院のもつ機能では，特定機能病院，地域支援病院，それ以外の一般病院・診療所などに分類できる．その他に，「医師法」により定められた医師の卒後臨床研修が認められる臨床研修指定病院，大学病院や災害拠点病院などの名称も使われており複雑であるが，それぞ

表4-1　病床種別病床数および一病院当たり病床数の推移

	2010（平成22）	2011（平成23）	2012（平成24）	2013（平成25）	2014（平成26）	2015（平成27）	2016（平成28）	2017（平成29）	2018（平成30）	2019（令和元）	2020（令和2）	2021（令和3）
総数	1,593,354	1,583,073	1,578,254	1,573,772	1,568,261	1,565,968	1,561,005	1,554,879	1,546,554	1,529,215	1,507,526	1,500,057
精神病床	346,715	344,047	342,194	339,780	338,174	336,282	334,258	331,700	329,692	326,666	324,481	323,502
感染症病床	1,788	1,793	1,798	1,815	1,778	1,814	1,841	1,876	1,882	1,888	1,904	1,893
結核病床	8,244	7,681	7,208	6,602	5,949	5,496	5,347	5,210	4,762	4,370	4,107	3,944
療養病床	332,986	330,167	328,888	328,195	328,144	328,406	328,161	325,228	319,506	308,444	289,114	284,662
一般病床	903,621	899,385	898,166	897,380	894,216	893,970	891,398	890,865	890,712	887,847	887,920	886,056
一施設当たり病床数（病院）	183.8	184.0	184.3	184.3	184.7	184.7	184.9	184.8	184.7	184.7	184.2	183.0	182.8

資料：厚生労働省大臣官房統計情報部「医療施設調査」および政策統括官付参事官付保健統計室「医療施設（動態）調査・病院報告の概況」
注1）療養病床については，平成14年は療養病床及び経過的旧療養型病床群である．
　2）一般病床については，平成14年は一般病床及び経過的旧その他の病床（経過的旧療養型病床群を除く．）である．

表 4-2 病院種別病院数の推移

	2009 (平成21)	2010 (平成22)	2011 (平成23)	2012 (平成24)	2013 (平成25)	2014 (平成26)	2015 (平成27)	2016 (平成28)	2017 (平成29)	2018 (平成30)	2019 (令和元)	2020 (令和2)
総数	8,739	8,670	8,605	8,565	8,540	8,493	8,480	8,442	8,412	8,372	8,300	8,238
精神科病院	1,083	1,082	1,076	1,071	1,066	1,067	1,064	1,062	1,059	1,058	1,054	1,059
結核療養所	1	1	1	1	—	—	—	—	—	—	—	—
一般病院	7,655	7,587	7,528	7,493	7,474	7,426	7,416	7,380	7,353	7,314	7,246	7,179

資料:厚生労働省大臣官房統計情報部「医療施設調査」および政策統括官付参事官付保健統計室「医療施設(動態)調査・病院報告の概況」

れの名称は根拠となる法令などに基づいている.大学病院などは特定機能病院に含まれる.

1 診療所

「医師又は歯科医師が,公衆又は特定多数の人のため医業又は歯科医業を行う場所であって,患者の収容施設を有しないもの(**無床診療所**)又は19人以下の収容施設を有するもの(**有床診療所**)」を診療所という.いわゆる一般的な開業医あるいは医院とよばれる診療施設である.

2 一般病院

病院は,「医師または歯科医師が,公衆または特定多数人のため医業又は歯科医業を行う場所であって,患者20人以上の収容施設を有するもの」と規定されている.わが国の病院(精神科病院を含む)の数は,平成2(1990)年では10,096施設あったが,しだいに減少し,令和2(2020)年10月では8,238施設になっている.また,病床数は令和2(2020)年10月時点で約159万床,そのうち一般病床は約88.7万床(病院の全病床数の58.9%),その他は精神・結核・療養病床であるが,これは欧米に比してきわめて多い.その要因としては,社会的入院や長期療養患者の一般急性期病院への入院などがあげられる.結果として,平均在院日数の長期化につながり,さらにそれは医療費の増加につながっている(**表4-3**).これに対し厚労省は,長期入院での診療報酬を低くする診療報酬制度へと改定し,急性期病院での平均在院日数を短縮させるように働きかけ,一般病床数の削減を図っている.

3 療養病床(療養病床群)

特に長期療養を必要とする患者に適切な医療を提供するため設けられた施設である.これは,要介護認定された高齢者などを対象としており,初期医療が終了し病状が安定した後も,介護などを必要とするため退院が困難で,継続した療養が必要な場合や,慢性疾患の治療のために長期入院が必要な患者を収容するための施設である.原則として,家庭や社会生活に復帰することが目標であり,療養を通して現状維持からさらなる改善を図ることになる.医療保険の適用が受けられ,医療や看護・リハビリテーションなどを行う医療療養型と,

表 4-3　病床種別病床利用率および平均在院日数の推移

	病床利用率（％）											
	2010 (平成22)	2011 (平成23)	2012 (平成24)	2013 (平成25)	2014 (平成26)	2015 (平成27)	2016 (平成28)	2017 (平成29)	2018 (平成30)	2019 (令和元)	2020 (令和2)	2021 (令和3)
総数	82.3	81.9	81.5	81.0	80.3	80.1	80.1	80.4	80.5	80.5	77.0	76.1
精神病床	89.6	89.1	88.7	88.1	87.3	86.5	86.2	86.1	86.1	85.9	84.8	83.6
感染症病床	2.8	2.5	2.4	3.0	3.2	3.1	3.2	3.3	3.6	3.8	114.7	343.8
結核病床	36.5	36.6	34.7	34.3	34.7	35.4	34.5	33.6	33.3	33.2	31.5	28.9
療養病床	91.7	91.2	90.6	89.9	89.4	88.8	88.2	88.0	87.7	87.3	85.7	85.8
一般病床	76.6	76.2	76.0	75.5	74.8	75.0	75.2	75.9	76.2	76.5	71.3	69.8
介護療養病床	94.9	94.6	93.9	93.1	92.9	92.1	91.4	90.9	91.3	90.7	88.1	85.9

	平均在院日数（日）											
	2010 (平成22)	2011 (平成23)	2012 (平成24)	2013 (平成25)	2014 (平成26)	2015 (平成27)	2016 (平成28)	2017 (平成29)	2018 (平成30)	2019 (令和元)	2020 (令和2)	2021 (令和3)
総数	32.5	32.0	31.2	30.6	29.9	29.1	28.5	28.2	27.8	27.3	28.3	27.5
精神病床	301.0	298.1	291.9	284.7	281.2	274.7	269.9	267.7	265.8	265.8	277.0	275.1
感染症病床	10.1	10.0	8.5	9.6	8.9	8.2	7.8	8.0	8.3	8.5	9.8	10.1
結核病床	71.5	71.0	70.7	68.8	66.7	67.3	66.3	66.5	65.6	64.6	57.2	51.3
療養病床	176.4	175.1	171.8	168.3	164.6	158.2	152.2	146.3	141.5	135.9	135.5	131.1
一般病床	18.2	17.9	17.5	17.2	16.8	16.5	16.2	16.2	16.1	16.0	16.5	16.1
介護療養病床	300.2	311.2	307.0	308.6	315.5	315.8	314.9	308.9	311.9	301.4	287.7	327.8

資料：厚生労働省大臣官房統計情報部「病院報告」および政策統括官付参事官付保健統計室「医療施設（動態）調査・病院報告の概況」．

注 1) 東日本大震災の影響により，平成23年3月分の報告において，病院の合計11施設（岩手県気仙医療圏1施設，岩手県宮古医療圏1施設，宮城県石巻医療圏2施設，宮城県気仙沼医療圏2施設，福島県相双医療圏5施設）は，報告のあった患者数のみ集計している．

2) 感染症病床の急激な増加は新型コロナウイルス感染症の患者数の増加によるものであり，一般病床に在院する者を含むため100％を上回っている．

介護保険の適用を受け，必要な介護を主に受ける介護療養型の施設がある．

4　特定機能病院

　病院の機能分化推進のため，療養型病床群とともに第二次医療法改正で新たに定められた病院で，高度な医療の開発，評価，研修を行う施設であり，厚生労働大臣の承認を受けた病院をいう．病床数400床以上を有することに加えて，集中治療室や無菌病室，医薬品情報管理室をもつなどの設備面の要件と，来院患者の紹介率が50％以上，逆紹介率40％以上などの要件を満たす必要がある．主として大学附属病院やナショナルセンター病院などが認められている．
　ナショナルセンター病院とは，国立がん研究センター，国立精神・神経医療研究センター，国立循環器病研究センターなどがそれぞれもつ病院である．特定機能病院には救急医療の要件が含まれていない点には注意が必要である．令和4（2022）年12月1日現在で88施設が承認を受けている．

5　地域医療支援病院

　第三次医療法改正で新たに地域の医療施設を支援する目的で定められた施設で，200床以上の病床を有し，施設整備などの要件を満たしたうえで，以下の

ような役割を果たす病院と定められている．
  ①他の病院または診療所から紹介された患者に対する医療の提供
  ②地域の医療従事者の診療，研究または研修のために施設を利用させること
  ③救急医療の提供：要件として，年間の救急搬送受け入れ数 1,000 件以上などを満たす必要がある．
  ④地域の医療従事者の資質向上のための研修

また，紹介患者の受け入れについては，紹介率，逆紹介率として，以下のいずれかを満たすことが要件とされている．令和 5（2023）年 9 月現在で 700 医療機関が承認を受けている．
  1．紹介率 80％以上
  2．紹介率 65％以上・逆紹介率 40％以上
  3．紹介率 50％以上・逆紹介率 70％以上

（参考）　助産所

「助産師が公衆又は特定多数人のためその業務をなす場所をいう」と定められており，妊婦，産婦または褥婦 10 人未満の収容施設が認められている．助産師の業務は「助産又は妊婦，褥婦若しくは新生児の保健指導」と規定されている．

Ⅱ 病院の開設者

病院の開設者は多種にわたる．地方自治体および公的機関が経営する病院は公立病院と称される．医療法人は，現在のところ剰余金の配当ができず，非営利で運営されている．医療法では，第七条六項に「営利を目的とした開設に対しては許可を与えないことができる」とだけ明文化されており，絶対的な禁止ではないものの，別途厚生省の通達（昭和 25 年事務次官通達）によって事実上禁止されていたためである．時代の変遷と規制緩和の推進に伴い，営利企業の病院経営への参入に関する賛否が議論された．協議されるなか，国民皆保険制度の終焉を招くおそれがあるという意見や，TPP への参加を視野に入れた意見など多くの論点が出されたものの，今後の議論を残している．令和 4（2022）年末現在，病院の開設者としては以下のようなものがある．

（1）国
  ①厚生労働省（国立ハンセン病療養所など）
  ②独立行政法人国立病院機構（国立病院など）
  ③国立大学法人（国立大学病院など）
  ④独立行政法人労働者健康安全機構（労災病院など）
  ⑤国立高度専門医療研究センター（国立がん研究センターの各病院など）など
（2）公的機関
  ①都道府県（都道府県立病院など）
  ②市町村（市町村立病院）

TPP（Trans-Pacific Strategic Economic Partnership Agreement：環太平洋パートナーシップ協定）
本来は，経済の自由化を目的としたものであり，関税の撤廃などが議論の中心であるが，医薬品や医療制度そのものも対象となる可能性がある．そうなれば，国民皆保険制度の崩壊につながりかねないと懸念されている．

表 4-4　開設者別病院数および病床規模別病院数の推移

	2010 (平成22)	2011 (平成23)	2012 (平成24)	2013 (平成25)	2014 (平成26)	2015 (平成27)	2016 (平成28)	2017 (平成29)	2018 (平成30)	2019 (令和元)	2020 (令和2)	2021 (令和3)
総数	8,670	8,605	8,565	8,540	8,493	8,480	8,442	8,412	8,372	8,300	8,238	8,205
国	274	274	274	273	329	329	327	327	324	322	321	320
公的医療機関	1,278	1,258	1,252	1,242	1,231	1,227	1,213	1,211	1,207	1,202	1,199	1,194
社会保険団体	121	121	118	115	57	55	53	52	52	51	49	47
医療法人	5,719	5,712	5,709	5,722	5,721	5,737	5,754	5,766	5,764	5,720	5,687	5,681
個人	409	373	348	320	289	266	240	210	187	174	156	137
その他	869	867	864	868	866	866	855	846	838	831	826	826
20～99床	3,232	3,182	3,147	3,134	3,092	3,069	3,039	3,007	2,977	2,945	2,970	2,956
100～299床	3,882	3,877	3,882	3,873	3,873	3,881	3,890	3,905	3,906	3,892	3,828	3,818
300～499床	1,096	1,090	1,087	1,083	1,091	1,098	1,095	1,089	1,081	1,062	1,046	1,040
500床～	460	456	449	450	437	425	423	411	408	401	394	391

資料：厚生労働省大臣官房統計情報部「医療施設調査」および政策統括官付参事官付保健統計室「医療施設(動態)調査・病院報告の概況」．

　③地方独立行政法人（一部の都道府県立病院の一部が移管となった）
　④厚生連（厚生連病院など）
(3) 私的な法人（各種法人が設立する病院が含まれる．詳細は略する）
　①公益法人
　②社会福祉法人
　③医療法人
　④その他法人や個人

　表 4-4 に開設者別病院数の推移を示した．平成 25（2013）年まで総数および国の設立する病院数は減少しているが，平成 26（2014）年に独立行政法人地域医療機能推進機構が新たに 57 施設増加することになり，国の設立する病院は増加に転じる．

III 医療従事者の供給（表 4-5）

　昭和 36（1961）年の国民皆保険制度の確立とともに医療需要が増し，医療の中心的役割を担う医師が不足した状態が続いていた．昭和 48（1973）年以降，各県に少なくとも 1 つの医学部もしくは医科大学を設置するという政策を進めたことにより，全国に国公私立をあわせて計 80 校の医学部医学科が設置され，医師養成が行われた．その後，医療費の増大に伴い，医師過剰時代が懸念されるという議論が起こり，医科大学の学生定数の削減を推進するに至った．しかし，人口 10 万人当たり医師数 230.4 人（平成 23 年厚労省資料）を先進諸国と比較するとその数は少ない．特に近年は，診療科間や地域における偏りが大きく，地方病院，中小病院を中心に医師不足が叫ばれるようになり，特に平成 16（2004）年 4 月の臨床研修医制度必須化以後は，この傾向が全国的に広がった．診療科としては，産婦人科，小児科，麻酔科などの診療科を専門にする医師の不足は社会問題になっている．この事態に対応するため，民主党

表 4-5　医療従事者数

職種	人数	出典
医師	339,623	厚労省政策統括官付保健統計室（R2）
歯科医師	107,443	
薬剤師	321,982	
保健師	55,595	厚生労働省医政局調べ（R2）
助産師	37,940	
看護師	1,280,911（内男性：104,365）	
准看護師	284,589（内男性：20,726）	
理学療法士（PT）	84,459.3	厚労省政策統括官付保健統計室（R2）常勤換算の数値
作業療法士（OT）	47,853.9	
診療放射線技師	45,177.0	
臨床検査技師	55,169.8	
臨床工学技士	22,653.7	
救急救命士	53,857	厚生労働省医政局調べ（H29）

> **7対1看護基準**
> 入院患者7人に対して看護職を1名配置する割合で病棟管理をする場合を7対1看護という．その他，10対1看護や15対1看護の基準がある．それぞれの看護体制によって1日当たりの患者の入院基本料が変わり，7対1基準での看護体制をとると最も高い算定が可能となる．しかし，重視されるべきことは看護の質であり，単純に数の基準によるものではないとの批判がある．

> **看護師，准看護師の資格の格差**
> 看護師は国家資格であるのに対して准看護師は都道府県資格という違いがある．資格として行える業務に差があり，この格差を今後どうするかという議論になっている．現状では，准看護師の場合，業務において医師，看護師の指示が必要となる．

> **病院検査室の検査会社ブランチ化**
> 病院の検査部門のうち，生理機能検査と一部の検査を除く検体検査のほとんどを検査会社に委託する病院が増えている．この場合，病院の検査室には，検査会社に所属する職員が常駐し病院の検体を処理することになる．検査会社は，所属する臨床検査技師の技能向上などに傾注することができ，均一でより迅速な質の高い情報を医療現場に提供できる．また，検査試薬なども検査会社が一括管理することで，廃棄ロスの軽減となり，医療資源の節約になっている．

政権下に国は，平成21（2009）年度から医学部の入学定員を増やし，医師数1.5倍，医師養成数1.5倍を政策課題に掲げるに至った．その後も，賛否両論があるなか，平成27（2015）年，平成28（2016）年と続けて新たに計2つの医科大学の新規設置が認められた．令和2（2020）年末現在，届出医師数は約33.9万人である（図4-1）．

一方で，歯科医師数は，令和2（2020）年の歯科医師届け出数で10万7千人余であり（図4-1），すでに過剰状態とされている．そのため，大学歯学部入学定数の削減などの対策がとられている．

看護師不足もかつて深刻な問題であったが，養成施設の急速な増加により，令和2（2020）年末現在の就業看護師，准看護師数は156.5万人余となった．しかし，平成18（2006）年4月に新たに設けられた「7：1看護基準」の影響などにより，現在もなお数万人単位での数で不足しているといわれている．看護師の場合，従来は女性の職域とされ女性看護師が多かったが，現在では男性看護師の数も増え（令和2（2020）年現在で約10%が男性看護師），救急の現場など男性看護師が活躍する場も多くなっている．女性看護師の場合は出産育児のための休職やその後の復職など諸問題もあり，男性看護師を含め，それぞれの特性を生かした人員配置などを通じてより充実した看護体制を整えていく必要がある．

臨床検査技師に関しては，令和2（2020）年度において，免許取得者が約19万人登録されている．一方で，分析機器の進歩，院内検査部門の合理化に伴う外注検査の増加などの影響で，院内検査の需要が減少し，現状はやや過剰傾向にあるといわれている．しかし，医療の高度化に伴い，臨床検査技師の行う業務も拡大細分化しており，学会などの認定資格として細胞診断検査や内視鏡検

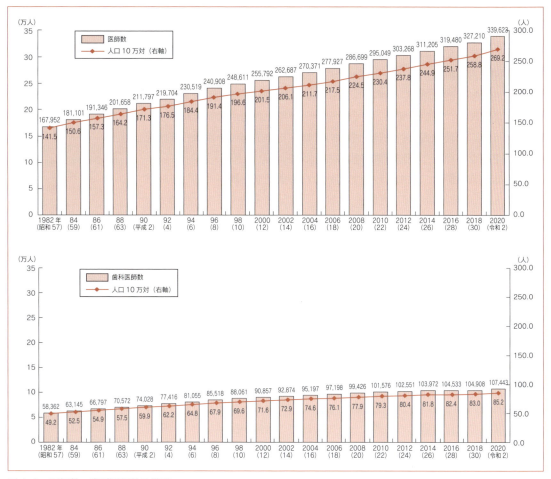

図 4-1　医師数，歯科医師数の推移
資料：政策統括官付参事官付保健統計室「医師・歯科医師・薬剤師調査」

査なども業務として行うことが可能となってきている．また，行政などでも臨床検査技師としての役割が期待される場合もあり，検査室に留まることのない幅広い分野で，今後も活躍の場は増えていくと考えられる．令和2（2020）年度では，医療施設において臨床検査技師として働いている者の数は約6.7万人余である．

Ⅳ 医療従事者の身分

　医療従事者の多くの職種は公的資格が必要である．「業務に従事するうえで必要な専門知識，経験，技能などに関する基準を満たした者にのみ，その業務への就任を認める」**業務独占**が認められ，「その資格をもっていない者は，その資格の名称（又はそれに紛らわしい名称）を名乗ってはいけない（**名称独占**）」とされる．このような業務独占が認められる職種としては，弁護士，公認会計士，建築士などがある．

医療職種に関しては，次のように定められている．
①業務独占と名称独占の両方を有する職種
医師，歯科医師，薬剤師，診療放射線技師，歯科衛生士など
②一部業務独占の職種
助産師，看護師，准看護師，歯科技工士，臨床検査技師，理学療法士，作業療法士，視能訓練士，言語聴覚士，救急救命士，管理栄養士，栄養士など
　これらのうち，管理栄養士，栄養士を除いては，その業務の一部は有資格者以外には許されないので，限定的業務独占となっている．
　特に，臨床検査技師は，採血と政令で定められた生理学的検査に関しては業務独占である（「保健師助産師看護師法」では，「保健師・助産師・看護師でなければ診療の補助業務は行ってはならない」と規定されているが，同法の制定後，その他いくつかの医療職種が生まれたので，上記の法律にもかかわらず他の医療職は同法の適用外とされている）（側注：後法優越の原則）．
　わが国では，医師，歯科医師，看護師のほか，医療関連職種を総称してメディカルスタッフという（英語ではパラメディカル）．従事する者は，医師・看護師を含め，医療チームの一員として自らの職務を全うし，相互に連携を保ちながら患者中心の医療を行い，できるかぎりの最良の医療を提供することが求められる．医療関連職種のそれぞれの業務範囲は法律などにより制限されているが，「安全，確実に実施できる業務について，共通する技術的基盤が生じる隣接職種間の業務範囲のオーバーラップを認める」という厚労省の検討会での方針が示され，柔軟で状況に応じた患者にとっての最善の医療が提供しやすい環境になってきている．

V わが国の医療制度の特徴

　わが国の医療の最大の特徴は，それまであった職域保険や地域限定であった健康保険の仕組みを，すべての国民を対象として公的保険に加入させることで昭和36（1961）年に始まった国民皆保険制度である．厚生省（現・厚生労働省）が，「いつでも，だれでも，どこでも」を基本とし，医療供給体制の拡充と国民皆保険制度の確立を進めた結果，保険証1枚あれば，国民は廉価な負担で医療を享受でき，かつ医療機関を自らの意思で選択し受診することができる制度となった．このアクセスビリティー（かかりやすさ）がよく，良質な医療が国民に広く提供されることになった結果が，平均寿命の伸長や乳幼児死亡率の改善につながったといえる．わが国のこの「かかりやすさ」は世界一の水準といえる．しかし，保険制度をはじめ社会習慣の異なる諸外国と単純な比較はできず，今後は日本の現状にあう対応が望まれる．現在，厚労省は，病床数を将来大幅に削減することや，一般病院での平均在院日数を減らす方針を掲げている．具体的には，急性期病院において，患者の入院日数が長期にわたるほど収益減につながるような診療報酬制度へ改定し，在院日数削減への動機付けを促

後法優越の原則（後法は前法を駆逐する）

法律には，憲法，民法，刑法などのほか，さまざまな法律が毎年のように国会において成立している．現行法には，民法の一部など明治時代の法律もそのまま残っている．当然，時代にそぐわない法律もあり，前法と後に作られた法律とで矛盾が生じることもある．そのような場合は，後に作られた法律が，違憲とならないかぎり，前の法律に優先し，前の法律の効力を失うとされている．そのため，保健師助産師看護師法の作成時に想定していなかった医療職の業務に関しては，新規に作成された該当職種に限り，看護師法の効力は及ばないと法的に解釈されることになる．

病院の環境

病院の保険診療上での療養環境は，現在の国民生活の向上に比較して劣悪であるという認識が強い．また，入院環境については，保険以外の差額ベッド代や病院給食の自己負担などを含めさまざまな問題を抱えている．これまで1病床当たりの占有面積は，療養型病床では8 m^{2}をこえる基準へ，急性期病床においても6.4 m^{2}以上を基準とするように改定されてきたが，まだ十分とはいいがたい．

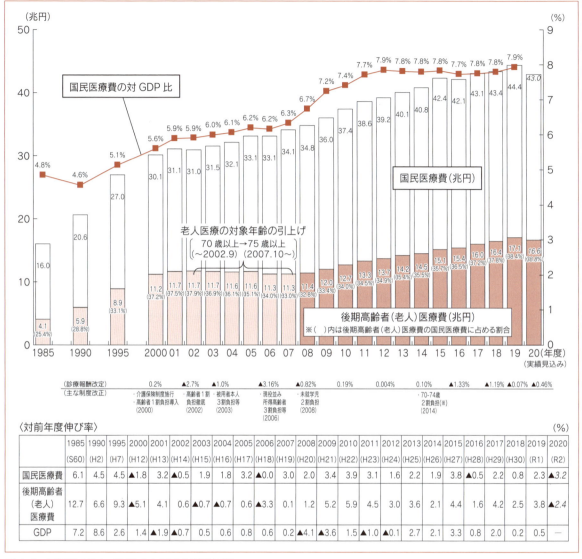

図 4-2　医療費の動向（令和 4 年版厚生労働白書）

注　1）GDP は内閣府発表の国民経済計算による．
　　2）2020 年度の国民医療費（及び後期高齢者医療費．以下同じ．）は実績見込みである．2020 年度分は，2019 年度の国民医療費に 2020 年度の概算医療費の伸び率（上表の斜字体）を乗じることによって推計している．

※　70〜74 歳の者の一部負担金割合の予算凍結措置解除（1 割→2 割）．2014 年 4 月以降新たに 70 歳に達した者から 2 割とし，同年 3 月までに 70 歳に達した者は 1 割に据え置く．

している．

VI　医療法の改正

これまで，第 1 次から第 6 次の医療法の改正が行われてきた．2018 年度から第 7 次医療計画に移行し，新しい医療計画が進められている．とくに，これ

まで進められてきた，がん，糖尿病など5疾患，救急医療体制，災害医療体制などの5事業および在宅医療についての取り組みを重点的に進めることが強化されており，へき地医療体制では，これまで別立てであったへき地保健医療計画が第7次医療計画に統合された．

「**医療法**」は，医療供給体制の基本となる法律であり，その目的は，「病院，診療所及び助産所の開設及び管理に関し必要な事項並びにこれらの施設の整備を推進するために必要な事項を定めること等により，医療を提供する体制の確保を図り，もって国民の健康の保持に寄与すること」と謳われている．昭和23（1948）年に成立したこの法律は，医療技術の進歩，社会情勢の変化などの劇的な変化と，想定外に急速に進む少子高齢化，疾病構造の変化に対応するため，昭和60（1985）年に改正が行われた．その後，数年おきに見直しと改正が実施されている．このような頻繁な改正は，制度改革の必要性とその緊急性に迫られていることの表れでもある．最大の問題は，急速に進む高齢化と医療技術の高度化などによる毎年1兆円を越す医療費の増加であり，特に老人医療費用の額の増加が著しい点にある（**図4-2**）．そのうえで，国として医療費の財政収支を考えると，このままでは国民皆保険制度そのものが崩壊してしまうという危機に直面していることを認識しなければならない．

> **医療資源の要素とは**
> 医療に必要な資源として，医療従事者，医療施設，資金の3つの要素がある．これらを供給する体制が整い充実することによって，良質な医療が提供されることになる．

> **タスク・シフト**
> 令和6（2024）年4月に改正医療法が施行になり，医師の時間外労働の上限規制が施行されることになった．これに対応するため，すでに令和3（2021）年10月から医療従事者の業務内容の見直し，実施できる行為の拡大（タスク・シフト）が行われ，臨床検査技師においては，直腸肛門機能検査，針電極による脳波検査，超音波検査時の造影剤注入，消化管内視鏡検査時の生体組織採取などが実施可能となっている．

Ⅶ 医療保険の種類

わが国では複数の保険制度が並立しており，それぞれの制度によりその保険料率，徴収方法，給付率などに差がある．しかし，保険加入者ならびにその扶養者が実際に医療を受ける際は，その給付はいずれも**現物給付**（患者は医療機関で医療そのものを受け，その費用は医療機関が保険組合に請求し，支払われる制度）となっている．

1 被用者保険

被用者保険は，給与所得者が給与額に応じて一定の保険料を事業主と折半で納付し，傷病の際には種々の給付を受ける保険制度である．大企業など個別に健康保険組合をつくる場合もあるが，多くの小規模事業所の従業員は，政府が管掌する健康保険に加入している．被用者保険は現在，政府管掌健康保険，各種健康保険組合が運営する組合管掌健康保険，船員保険，国家公務員共済組合，地方公務員共済組合，私立学校教職員共済制度などよって構成されている．

自己負担の割合は，制度化当初，被保険者（保険料支払い本人）はゼロ負担（10割給付）であったが，昭和59（1984）年より自己負担が1割，平成9（1997）年より2割負担となり，さらに平成15（2003）年4月からは3割負担へと上がってきた．被扶養者（家族）については，当初の5割負担から，昭和48（1973）年には3割負担となり（入院治療のみ2割負担となった期間もあった），平成15（2003）年4月からは被保険者と同じく3割負担となるな

ど，給付率は幾多の変遷がある．また，現在高額の医療費負担が生じた場合は，被保険者本人，家族とも，1カ月間の自己負担が一定の限度額を超える部分はあとで償還されることになっている（高額医療費制度）．

2　国民健康保険

　国民健康保険は，主として自営業者を対象とした制度であり，職場の健康保険に加入している者，生活保護を受けている者以外が加入する．平成30（2018）年4月より，これまで運営主体であった市町村から財政運営の責任主体が都道府県へ移管され，より安定的な制度へ向けた事業運営が図られることになった．これにより，統一的な運営方針を都道府県が決定できることになり，そこに属する市町村間の被保険者負担額の不公平感の解消と市民の窓口となる市町村の事務の効率化，標準化の推進が期待されている．財政は，都道府県が決定した保険料を市町村が徴収し納付する国保事業納付金と国庫からの補助金で運営され，病院等受診時の自己負担の率は被用者保険に準じている．現在，窓口での自己負担率は，本人・家族とも3割となっている．もとは，昭和13（1938）年の農村恐慌以降，農業従事者の医療保障を目的に制度化された健康保険であり，当初は任意加入組合であった．その後，昭和36（1961）年の国民皆保険の実施とともに，市町村および特別区に国民健康保険の設立が義務づけられ，強制加入となった変遷をもつ．自営業者の中には，それぞれ独自に保険組合を組織して加入している者もあるため，自営業者であっても国民健康保険に加入していない場合はある．また，日本に滞在する外国人も一部加入対象となっている．

（参考）

　昭和59（1984）年の法改正により，被用者年金の老齢年金受給権者であって，国保の被保険者およびその被扶養者を対象とする退職者医療制度が創設された．この制度は，退職者本人が払う保険料と被用者保険からの拠出金により運営されていた．そのため，拠出金負担が政府管掌健康保険や各健康保険組合の財政を大きく圧迫し，大きな問題となっていたが，平成27（2015）年度末をもって廃止となった．

マイナンバーカードと健康保険証

　平成27（2015）年に，国内に住民票がある全国民および外国人にマイナンバーが付番されることになった．それに伴い，ICチップが含まれたカードにマイナンバー情報を載せたマイナンバーカードが作られた．それ以後，さまざまな行政行為のデジタル化が進むなか，これまで使われていた保険証（紙やカード型保険証）を，令和6（2024）年12月をもって廃止し，マイナンバーカードへ統合することが決定されるに至った．移行期間の特例措置等はあるが，高齢者や認知機能の低下した患者への対応など，解決しなければならない課題が多く残るなか，マイナンバーカードと国民皆保険の要となる保険証の統合が実施されることになった．

特定療養費制度

現在，混合診療は原則認められていないが，一部サービスに応じた自己負担を保険診療に加えて行うことが認められている．それが，特定療養費制度で，特別室料金，200床以上の病院における紹介状なしの患者への初診料加算，給食サービス，時間外診療，医薬品にかかわる治験薬の使用，180日以上入院患者の入院費加算，高度先進医療などであり，通常の保険診療の算定に加えて患者負担として全額を徴収することが認められている．

Ⅷ 診療報酬支払い制度

1 出来高払い方式

　病気になった場合，病院を受診し保険証を提示して医療を受ける．治療を受けた後，自己負担の金額を窓口で支払う．ごく普通の行為に思えるが，これが保険診療である．我々が受ける医療は，上記のような保険診療と，受けた医療費の全額を自己負担する自由診療に分けられる．保険診療は疾患や病状に対して使える治療薬や治療法などが細かく決められており，決められた以外の薬剤や治療は保険診療として行うことはできない．規定された以外の治療の場合は，自由診療扱いとなり全額が自己負担となるため，歯科や美容外科などの一部の診療や治療に留まっている．

　現在，一連の治療のなかで一部でも自由診療の部分があると治療全体が自由診療となり，自由診療と保険診療を合わせた混合診療は原則認められていないが，難治性疾患の治療など先進医療の普及に伴い，全診療の一部にそれらの保険外診療を組み入れる混合診療解禁が今後の課題となっている．

　この保険診療では，保険医登録した医師が保険医療機関において提供した診療行為に対して診療報酬が算定される．医療機関は，患者から窓口で直接徴収する一部負担金を除いて，残りの部分を各地区の審査支払い機関（社会保険診療報酬支払基金，国民健康保険団体連合会）に請求し，審査を受けて確定した金額を保険者が医療機関に支払うこととなる．この審査は，あらかじめ決められた診療報酬点数表にしたがって行われ，適合しない場合は査定され減らされる．医療機関の算定する診療報酬額は，医療行為や薬剤の単価ごとに定められた点数（1点10円）の積算合計で決定されるため，このような方式を**出来高払い制度**という．この制度は，医療の方法や薬剤の種類などが決められていることから，全国どこでも公平な医療を公平な自己負担で受けることができるという利点がある．しかし，反面，薬漬け，検査漬けと称されるような過剰診療，必要以上の濃厚診療を招くおそれがある．

2 包括支払い方式

　一定の条件下にあるいくつかの診療行為を包括して算定して，一定額のみを保険者から医療機関に支払う方式を**包括支払い方式**という．出来高払いの弊害とされる過剰診断，過剰診療に対応するために取り入れられた方式である．たとえば，外来総合診療料，小児科外来診療料，入院医療管理料，特定入院料，在宅医学管理料，手術前・後検査料や臨床検査においても，包括化されている項目がある．主として慢性疾患を対象に包括化が進められている．

　この算定方式では，診療行為のなかで定額をこえる医療費は，病院にとって収入とならないため，病院が行う治療に制限がかかり，不必要な検査治療を抑える動機づけになると考えられている．しかし，過度な制限がかかると，本来必要な治療までできなくなる可能性があるなどの問題が生じる危険性がある．

第5章 諸外国の医療制度

　わが国においては，昭和36（1961）年に国民皆保険制度が導入されて以降，すべての国民に平等に質の高い医療が提供され現在に至っている．また，医療そのものは日々進歩を遂げ，医療の技術水準が高まるとともに，医療にかかる費用も高騰の一途をたどっている現状がある．国際的にみれば，提供される医療や衛生状態が不十分なために，感染症や軽い疾病で命を落とす医療後進国がある一方で，最先端の医療が享受できる医療先進国があるように，国ごとにさまざまな問題に直面し苦悩している現状がある．各国間での医療制度を比較する場合，医療の質，医療にかかるコスト，住民の医療へのアクセスなどを要素として考える必要があり，また各要素には，医療を支える基盤としての医療スタッフ，医療施設・設備など，さらには各国の法的制度にも特徴があり，これらを総合的にみる必要がある．

　日本を含め経済的先進国においては，享受できる医療は各国とも高い水準を維持しているが，保険を含めた医療・福祉などの保健制度は国によって異なっている．各国とも歴史や社会情勢などを背景として，さまざまな問題を抱えつつも，各国民に対して保健・医療・福祉を提供している．

I 各国の医療費の状況

　西欧諸国および日本においては高齢化が大きな問題となっており，それとともに医療費の高騰が問題となっている．各論的には異なる点は多くあるものの，制度類型としては，日本のような社会保険方式を採用するドイツ，フランス，アメリカと，税を主な財源とする税方式を採用するイギリス，スウェーデンのような国に大別される．1人当たりの医療費（米ドル）として2018年統計では，1位のアメリカが10,637ドル，2位スイスが7,279ドルとなっており，日本は4,504ドルで15位である（表5-1）．

II 病床数

　2017年時の国際比較で，人口千人当たりの総病床数で比較すると，アメリカ2.8，イギリス2.5，ドイツ8.0であるのに対して，日本は13.1という値であり，日本の病床数は多いことがわかる．急性期治療のための病床数に限れば，人口千人当たりでアメリカ2.4，イギリス2.1，ドイツ6.0であるのに対して，

表 5-1 OECD 加盟国の総医療費の状況（2018 年）

国名	総医療費の対GDP比（%）	順位	一人当たり医療費（ドル）	順位	備考	国名	総医療費の対GDP比（%）	順位	一人当たり医療費（ドル）	順位	備考
アメリカ合衆国	16.9	1	10,637	1		イタリア	8.7	20	3,484	20	
スイス	12.2	2	7,279	2		アイスランド	8.5	21	4,419	16	
ドイツ	11.2	3	6,223	4		スロベニア	8.3	22	3,054	25	
フランス	11.2	3	5,154	12		ギリシャ	7.7	23	2,265	29	
スウェーデン	11.0	5	5,433	5		韓国	7.6	24	3,085	24	
日本	11.0	5	4,504	15	※	チェコ	7.6	24	3,170	22	
カナダ	10.7	7	5,287	10	※	イスラエル	7.5	26	2,825	26	※
デンマーク	10.5	8	5,294	9		アイルランド	6.9	27	4,911	14	
ベルギー	10.4	9	5,103	13		スロバキア	6.7	28	2,142	31	
オーストリア	10.3	10	5,446	7		ハンガリー	6.7	28	2,149	30	
ノルウェー	10.2	11	6,283	3	※	エストニア	6.7	28	2,368	28	
オランダ	10.0	12	5,436	8		リトアニア	6.6	31	2,385	27	
イギリス	10.0	12	4,289	18		ポーランド	6.3	32	2,113	33	
ポルトガル	9.4	14	3,097	23		ラトビア	6.2	33	1,856	34	
オーストラリア	9.3	15	5,538	6	※	メキシコ	5.5	34	1,145	36	
ニュージーランド	9.2	16	4,024	19	※	ルクセンブルク	5.3	35	5,216	11	
チリ	9.1	17	2,125	32		トルコ	4.2	36	1,223	35	
フィンランド	9.0	18	4,331	17							
スペイン	9.0	18	3,429	21		OECD平均	8.8		3,991		

OECD Health Statistics (2019) を元に作成. ※は暫定値もしくは推定値.

日本は 7.8 という値である．このことは，英米は急性期の病床が大半を占めているのに比して，日本では急性期以外の病床がかなりの数あることを意味する．

III 臨床医，看護職員数

2019 年の統計として人口千人当たりの臨床医数では，アメリカ 2.6 人，イギリス 2.8 人，スウェーデン 4.1 人であるのに対して，日本は 2.4 人である（OECD 平均：3.5 人）．この数を病床百床当たりの臨床医数でみると（2012 年統計），アメリカ 79.9 人，イギリス 97.7 人，スウェーデン 148.7 人に比して，日本は 17.1 人と少ない．看護職員の数で比較しても，病床百床当たりでは，アメリカ 371.4 人，イギリス 292.3 人，スウェーデン 420.2 人であるのに比して，日本は 78.9 人になっている．このような数の差は，医療サービスの質や医師，看護師などの医療職員にかかる負担の増加など，わが国の現在の医療現場の問題の側面を表している．

OECD：Organization for Economic Co-operation and Development，経済協力開発機構

IV 平均在院日数（急性期）

　平均在院日数を比較すると，アメリカ 6.1 日，イギリス 7.2 日，スウェーデン 5.8 日であるが，日本は 31.2 日とかなり長い（2012 年統計）．急性期に限ってみても，日本の在院日数は，アメリカ，イギリスの 3～4 倍となっている．この在院日数の長さは日本の特徴であり，いわゆる社会的入院などがかなりの日数あることを示している．

V 諸外国の医療制度との比較

1 アメリカの医療制度

　2018 年，アメリカの医療支出額の対 GDP 比は 16.9％になっている．医療制度は，基本的には社会保険方式がとられているが，勤労者として納税をする現役世代の医療は，民間医療保険が中心となっている．社会保険方式の対象となる高齢者（65 歳以上）と障碍者に対してはメディケアの制度があり，貧困者などに対しては，同じく税金から，公的扶助としてのメディケイドの制度がある．また，子供を対象とした子供医療保険プログラムの制度もあわせて行われている．2018 年の統計では，アメリカの国民医療費の支出は 3 兆 6000 億ドルをこえ，内訳として，民間医療保険が約 67.3％，メディケア，メディケイドなどの公的支出が 34.4％となっている（1 人が複数の保険に加入しているため合計は 100 をこえる）．

　アメリカにおいては，個人の自助努力や自己責任を尊重する社会であったため，医療保険についても強制的な保険への加入は馴染まなかった経緯がある．その結果，民間医療保険に加入せず，また公的扶助の対象にもならない者が数多く存在し，社会的な問題となっていた．近年，一部の州において医療保険への加入を義務づける皆保険制度が導入されるに至り，保険制度の見直しに対する機運が高まってきた．時を同じく，バラク・オバマ元大統領が就任した後，「オバマケア」とよばれる法案への署名がなされ，多くの問題を抱えつつも国民皆保険へと動き出したかにみえた．しかし，2017 年にドナルド・トランプ前大統領への政権交代があり，一転「オバマケア見直し」へと舵取りが変わり，事実上「オバマケア」は宙に浮くことになった．オバマケアについては全米で論争が続いており，これを違憲とする裁判の提訴も起こされたが，2021 年 6 月，連邦最高裁判所はオバマケア（医療保険制度改革法）を継続させる判決を出している．2021 年 2 月時点で，オバマケアを通じて医療保険に加入している米国民は 3,100 万人にのぼるとされる．

　アメリカの医療制度では，民間保険と公的医療保険での格差，また民間保険のなかでも加入する保険により格差がある．民間保険においてはさまざまなプランがあり，代表的なものを以下に示す．ただし，これらの医療保険には市場原理が働くため，政府が規制し，加入者の保護がなされている．国勢調査局

GDP：gross domestic product，国内総生産．

メディケア（Medicare）
65 歳以上の高齢者と，65 歳未満の障碍者向けの公的医療保険プログラム．米国の 65 歳以上のほぼ全員がメディケアに加入している．2013 年の統計では，4350 万人が加入し，障碍者の加入人数が 880 万人であり，国民の 6 人に 1 人がメディケアを利用している．また，パート A からパート D の 4 つのプログラムにわかれている．

メディケイド（Medicaid）
主に低所得者に対する医療保険制度．子供がいる，障碍をもっているなどの一定条件を満たす低所得者に対して公的医療扶助を行う制度であり，各州が管理運営している．そのため，各州で格差がみられている．

(US census Bureau）の 2018 年の統計によると，保険未加入者は全米で約 2,710 万人（国民の 8.5％）程度となっていると推計されており，その者への対応が社会問題となっている．以下にあげるのは，アメリカ国内の主な医療保険制度である．

1) FFS（Fee For Service）方式
患者は病院を自由に選択することができ，フリーアクセス式で受診できる．出来高払いとして診療報酬の支払いが医療機関へされる．

2) HMO（Health Maintenance Organization）方式
保険加入の際にかかりつけ医（general practitioner）を決め，さらにその保険内の病院群の医療で完結することになる．人頭制の前払いで，登録の人数に応じて医師，病院への報酬があらかじめ決められるため，コスト削減に対するインセンティブが医療機関に働くことになり，結果として医療費の削減が期待できる．

3) PPO（Preferred Provider Plan）方式
病院と医師のネットワークで診療を行うが，HMO のようなかかりつけ医を決めずに診療を受けることになる．病院へは出来高払いの支払いとなり，ネットワークの病院以外では，患者にとって自己負担が増えることになる．そのため，患者はネットワーク内の病院を利用するというインセンティブが働く．

4) POS（Point of Service）方式
前述の HMO と PPO のサービスを複合した形式で，患者の選択する病院の幅が広がり，保険としても医療費の抑制になる．いずれの場合も加入者が支払う保険料に応じて，歯科治療から先端医療にいたるさまざまなオプションがつけられ，加入者自らが内容を決めることになる．高額医療については，一定額をこえる医療費は，自己負担はあるものの多くは保険でカバーされる．

2 イギリスの医療制度
イギリスの医療費の GDP に占める割合は 10.0％（2018 年統計）で世界第 12 位となっている．1 人当たりの年間医療費は 4,289 ドルで世界第 18 位である．

イギリスの医療制度は，1948 年に創設された国民医療制度 NHS（National Health Service）に基づいている．住民（税の支払いの有無や国籍とは無関係に，外国人を含め，6 カ月以上の滞在資格を得たすべての者）に対して原則無料で医療サービスが提供されている(医薬品については一定の負担額あり)．ほぼ同様の制度がスコットランド，ウェールズ，北アイルランドでそれぞれ別に運営されているが，すべて税方式として税金から 8 割以上が拠出されている．残りの 2 割は国民保険料や受益者負担（視力検査，歯科治療や外来処方薬，長

期にわたる治療費の一部など）として利用者が支払い，不足分は病院の自己資金の運用利益などで補塡されている．実際の医療現場では，地域ごとにRegicional Office, Local Officeの階層構造が組織され，その下には，クリニカルコミッショニンググループ（CCG）が作られ，そのもとで患者のためのプライマリーケアを含む総合的医療サービスの内容が決められている．通常，一次医療と二次医療に分けられており，プライマリーケアである一次医療では，地域に密着した家庭医（GP：General Practitioner）とよばれるあらかじめ登録した地域の医師（医院）へ受診することになる．二次医療は，その家庭医からの紹介によって，地域のNHSのグループ（トラストとよばれる）の総合病院へ受診が可能となり，高度な医療を受けることができる．家庭医は通常，各地域で約2,000名程度の患者を受け持っている．

> **クリニカルコミッショニンググループ（Clinical Commissioning Group）**
> プライマリーケアトラストを解体し創設された組織であり，家庭医や専門看護師を中心とした地域単位の組織．

　過去，1980年代から90年代にかけて医療政策が機能しなかったことなどが原因で，医療サービスの質の低下が深刻な問題となったが，NHSの改革が断行され一定の成果がみられている．医療費の予算は，2007年で9,000億ポンドを上回る規模であり，内訳では，支出の6割が人件費であり，医薬品，その他で2割ずつを占める．

　原則無料で医療が提供されるが，一律で提供される医療サービスの内容に満足しない富裕層などを中心に，1割程度が自費診療として医療を受けるか，もしくは民間保険に追加的に加入し，その保険内容に応じたサービスを受けている．この場合は，NHSの診療でカバーされない医療や疾病一時金，介護保険など手厚いさまざまな保険商品が用意されており，イギリスでは，このような民間医療保険が成長し，規模・内容ともに充実している．ある意味，NHSの枠組を守りつつ，市場原理的な改革が進みつつあるといえる．

　年金や雇用関連の保険に関しては，自営業者や就業者（雇用者と被雇用者が分担する）が支払う国民保険（National Insurance）とよばれる社会保険に一元化されており，高齢者・障碍者に関しては，地方自治体によってサービスが提供されている．支払う保険料などは細かく決められており，失業者などへは保険料免除などの配慮がある．

3　フランスの医療制度

　OECDの統計では，フランスの保険医療費のGDPに占める割合は11.2％と，アメリカ，スイスに次ぐ世界第3位の水準となっている．また，1人当たりの年間医療費は5,154ドルであり，世界第12位である（2018年統計）．フランス政府の統計では，2008年で総額2,150億ユーロの保険医療総支出費のうち，医療・医療剤消費の支出が79.3％を占めている．そのなかでも病院などへの支払いは44％にのぼっている．フランス政府は，2000年代初期から医師報酬の改定や医療改革を行い支出抑制への取り組みを実施したため，総医療保険支出の伸び率は低下傾向にある．

　フランスでは，医療保険として社会保険方式を採用しており，国民の99％以

上が保険に加入する国民皆保険制度が実現している．通常は，職域ごとの被用者保険か自営業者などが加入する非被用者保険に加入し，いずれの保険にも加入しない無職の者や低所得者などについては，国庫の支出による被用者保険金庫が受け入れ，医療保険を提供することが普遍的疾病給付法で定められている．2013年時点では，商工業者の加入する被用者保険の場合，賃金の13.85％が保険費であり，事業主が13.1％を支払い，残り0.75％を本人が支払う負担割合となっている．

日本と大きく異なる点は，医療費に関して原則償還制が取り入れられている点にある．これは，外来受診の際，医療費全額をいったん病院窓口で支払い，後日，個人が加入する医療保険金庫からの償還払いとして保険部分が返金される制度である．現在，自己負担の割合は外来治療の場合30％となっている．ただし，入院治療の場合は外来治療と異なり，病院窓口で自己負担分20％を払う現物給付方式になっている．また，通常35％が自己負担割合である薬剤費も，抗腫瘍薬などのような代替薬がない高額な医薬品は自己負担がないとか，ビタミン剤などは100％自己負担となるなどの医療保険の支出の抑制への取り組みもされている．

他の欧州諸国同様にフランスでも，高額な自己負担分を補填する民間保険が発達し，補足疾病保険である共済組合形式の保険に国民の8割が加入している．これらは，企業単位で加入する団体保険が多く，雇用者と被用者の折半の場合が多い．無職の者や低所得者には，この補填に相当する部分を給付する制度があり公平性が保たれている．原則は社会保険制度であるが，高騰する医療費と保険制度破綻などへの懸念から，1991年以降は，医療費，年金の財源として目的税からの拠出も認められている．

4　ドイツの医療制度

OECDのなかで総GDPの医療費の支出の占める割合は11.2％となり世界第3位，1人当たりの年間医療費は6,223ドルとなっている（2018年統計）．

医療保険制度は社会保険方式をとっており，国民は，職域および地域での公的社会保険への加入が義務づけられている．過去においては，一般労働者，年金受給者，自営業者，農業従事者などには疾病保険への加入が義務づけられ，一定以上の高所得者や公務員（公務員は公費による保障を受けることができる）は強制加入とはなっていなかった．しかし，2007年に成立した「公的医療保険競争強化法」により，2009年以降，これまでの公的医療保険未加入者に対して，なんらかの保険への加入が義務づけられ，実質的に国民皆保険へ移行することになった．2015年4月の時点で，公的保険への加入率は9割程度に上り，その他の1割は民間医療保険でカバーされている（実質的国民皆保険制度）．被保険者が医療を受ける際は，現物給付であり，保険料の額や罹患リスクにかかわらず平等に必要な医療を受けることが保証されている．

以前は，外来受診に際して自己負担が一定額あったが，2013年に撤廃され

た．しかし，医療費の高騰に伴い早くも見直しが検討されている．入院医療費に関しては一定額を徴収され，薬剤・医薬品の自己負担額は定率となっている．

ドイツでは，かかりつけ医のような特定の医療機関を決めることはなく，受診者が自由に医療機関を受診することができるフリーアクセス方式をとっている．被保険者が保険費として支払う額は，2013年で，給与の15.5％と定められており，本人が8.2％を支払い，残り7.3％を事業主が支払う折半型になっているが，自営業者の場合は，全額を事業者本人が負担しなければならない．現在，医療保険へは国庫からも拠出されているが，ドイツ政府が連邦予算健全化のために医療費への負担額を減額したため，財源不足などの影響が懸念されている．

保険組合である疾病金庫（Krankenkassen）から医療機関への支払いは，総額請負として保険医協会へ支払われ，保険医協会に加入する医師へは出来高払いとして支払われる制度となっている．高齢者などに必要となる療養費などは，1件当たりの総額が決められ，他の給付も1日当たりの診療報酬は定額制となり医療費の抑制が図られている．これらの診療報酬に関しては，原則，国が決定権をもって調整を行い，疾病金庫と保険医協会とで協議を行うことで計画的な運営を行っているが，近年の医療費高騰が問題化している．高度先進医療などに関しては公的医療保険ではカバーできないため，民間医療に頼ることになるが，これらを利用できる場合は限られている．

> **疾病金庫（Kranken-kassen）**
> 疾病金庫は，①地域疾病金庫，②企業疾病金庫，③同業組合疾病金庫，④農業疾病金庫，⑤鉱業・鉄道・船員年金保険，⑥代替疾病金庫の6種類に分類されている．現在加入者の選択権が拡大され，保険者の定款に該当しない一部以外は加入が自由となったことで，保険者間での加入者の獲得競争やサービス内容の競争が生じている．また，医療費の財源問題から疾病金庫同士の再編も進んでいる．

5　スウェーデンの医療制度

スウェーデンの医療費は，2018年統計では，対GDP比で11.0％と世界第5位，1人当たりの医療費は5,433ドルで世界5位であり，医療にかかるコストは高くなっている．

スウェーデンでは，税方式による公営の保健・医療サービスを提供している．北欧諸国のなかでも高齢化が先行し，医療面，介護面とも診療を受けるまでの待ち時間が長いなどの社会問題があったが，1992年のエーデル改革とよばれる保健医療改革，2007年の保健医療法改正などを経て，医療保健全般に総合的な改革が実施されてきている．

医療に関しては，平等と個人の尊厳が最優先事項とされ，スウェーデン保健医療サービス法により法的に担保されている．組織としては，国である社会保健省，日本の都道府県に相当する行政区であるランスティング（全国に18あり，これらは6つの地域グループの保健医療区に分けられる），さらに市町村に相当するコミューンが各地区での医療を担っている．医療費は，ランスティングの税収，国の補助金，患者の自己負担で賄われ，自己負担額は各ランスティングが設定している．ただし，スウェーデン保健医療サービス法により自己負担額の上限（2013年で1,100SEK）が定められ，その額は全国一定とされ，平等の原則は守られている（20歳未満は無料とするランスティングが多い）．また，入院費用や処方薬についての自己負担額は一定の上限が定められて

> **エーデル改革**
> 1992年にスウェーデンで導入された高齢者への医療福祉の改革をエーデル改革という．高齢者に対する福祉と医療のサービスを総合化し，医療から福祉へシフトさせる．入院や施設での介護から在宅医療・在宅介護へ移す．それまで国がもっていた財源や権限を地方自治体へ移管することで，地域密着型の福祉重視のサービスを提供するなどの改革を行った．これにより，社会的入院が減り，かかる保健医療費の削減にもつながることになったとされている．

いる．

　居住するランスティング間で税収の格差があるため，自己負担額の格差が存在するが，改善する傾向にあり，初期治療における診療所の選択権を患者に付与するなど，患者権利も拡大されている．従来からの治療を受けるまでの長い順番待ちの問題は，2005年に待ち時間に制限を設けた全国医療保障制度（Vårdgranti）が施行されたことにより解消されつつある．これらの医療改革の基盤には医療情報の管理や運用が必要であるため，個人情報保護のためのインフラ整備や関連法整備など，さまざまな分野での取り組みもあわせて進められている．

(参考)

EUの保険医療分野での取り組み

　2016年，イギリスのEU離脱が国民投票により可決され，EU全体の経済的な問題が表面化しつつあるが，EUとしては，医療や介護の分野でお互いの医療施設，医療資源を有効活用し，アクセスの相互性と多様性をさらに発展させ，より高度な医療を提供するという目標へ向けた努力がなされている．現在，欧州共通の問題である少子高齢化と健康寿命延長などへ向けての社会保障政策全般にわたる相互協力の体制が整いつつあり，欧州健康保険証（EHIC）のシステムが構築されている．この保険証をもっていれば，自国以外でも加盟各国の医療制度の下での医療が受けられるが，いくつか制限もあり，今後に課題を残している．

日本の医療保険制度

　社会保険方式がとられており，保険費として国民から拠出されている．基本的に国民皆保険であり，全国民が職域保険か地域保険として，中小企業対象のけんぽ組合，各共済組合などの健康保険，もしくは国民健康保険に加入し，決められた額の保険料（協会けんぽの場合は労使折半で報酬額の10%）を支払い，疾病時に受診，入院し，決められた割合の自己負担を支払い，現物給付として医療を受ける．これには，財源として，国庫の負担も含まれている．

第6章 患者の心理

人間は複雑な心理状態を有するので，いったん病気にかかると，肉体的変化だけでなく，必ず心理的変化を伴うものであり，これは重症な病気や慢性の病気においてはとくに著しい．また，この心理的変化は逆に肉体にも大きく影響する．したがって，人間が病気にかかった場合に，臨床検査技師を含めた医療人は，機械の故障を直すような態度でなく，"人間"として対応しなければならないことは当然であり，そのためにはまず患者の心理状態を知ることが重要である．

I 患者の心理的特徴

1 心気傾向

人間は健康な状態においては自分の肉体に対して過度の関心を示さないのが普通であるが，いったん病気にかかると，自然に身体の具合の悪い部位に注意が集中し，器官意識が強くなる．たとえば，健康な時は「胃がある」というようなことは日常考えないが，いったん胃が悪くなり，苦痛を感じるようになると，胃が存在するということを認識させられるようになる．

このような器官意識が強くなると，実際以上に苦痛が増大し，その結果ますますその臓器・器官に注意・意識が集中するという悪循環を起こす．ときにはその病気と関係のないような現象まですべて関連づけて考えたりして，不安感が強くなる．はなはだしい場合には，実際には大したことはないのに重症と考えて悩み，いわゆるノイローゼ状態に陥る．このような心気傾向は明らかに異常な過剰反応で，一般に神経質な人に多くみられる．

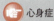 心身症
精神的なストレスが蓄積されたことが原因で身体的な自覚症状が現れ，実際に検査でも異常を認めることがあり，症状の発生や増悪に心的要因が大きく関わっている病気．症状は，循環器系，呼吸器系，消化器系などあらゆる領域に現れる．

2 自己中心性

人は病気になると自分の病気のことで頭がいっぱいになるため，他人のことを考慮する余裕がなくなり，自分のことばかりを主張する．また，家庭や職場にあっても周囲の人々が同情してすべてに特別な扱いをしてくれることが多くなるため，長期間になると，常に自分を中心に周囲が動いていないと気に入らなくなる．長期療養患者ではこのような自己中心性のため，わがままにふるまったり，文句ばかり言う人が多いことを認識する必要がある．

3　依存性

健康な人は誰でも自主的に行動し，他人の世話にならずにやっていこうという独立心がある．しかし病気になると，家族や看護師など他人の世話になり，依存せざるをえなくなる．このような状態が長期にわたると，病気が治っても精神的に他人に依存する気持ちが抜け切れず，独立してやっていく自信がないため，進んで社会復帰をしようとしなくなる．

4　被暗示性

病気がなかなか治らないと不安を抱くようになり，いろいろ迷うため的確な判断ができず，他人の言うことを簡単に信じるようになる．このため，非科学的なことを容易に信じたり，誤った宗教に凝ったりする．特に医師や医療従事者に対してはこの傾向が強いため，私たち医療従事者が深く考えないで行った言動から悪いことを想像し，絶望的になったりすることもあるので注意しなければならない．

5　猜疑心

病気が一進一退したり悪化したりしてくると，患者は不安になり，医師の診断や治療方針に疑問をもつようになる．このため，あちこちの病院を転々とし，それぞれの医師の言うことが異なるとますます猜疑心が強くなり，常に最悪の状態を考える．

私たち医療従事者としては，このような患者の心理を考えて，日頃からまず患者の信頼を得るように心がけ，不安を抱かせることがないよう納得できるような説明（informed consent）が重要である．

6　劣等感

病気にかかっている人は肉体的に行動が制約されるため，社会的に一人前の働きができず，家庭や学校や職場において健康者と同等に扱われていないと考えるようになる．このような状態が長く続くと患者は次第に健康な人に対して劣等感を抱き，ひがみや消極的行動をとるようになる．このような傾向は身体障碍者や慢性疾患患者にしばしばみられる．

7　攻撃性

健康な人間は理性によって基本的本能である攻撃性を抑制しているが，病気になるとこのような抑制力がなくなる．また，病気によって行動や欲望が制約されるため欲求不満となり，その反応として攻撃的になる．このような傾向は長期間苦痛を伴うような病気に多い．たとえばバージャー（Buerger）病患者は，昼夜足先の痛みに悩まされながらなかなか治らないため，治療に際して医師にくってかかるようなこともある．

---

informed consent
患者・家族が医師から医療行為や治験などの内容について説明を受け，十分理解したうえで（informed），自らの自由意志で，医師の方針に合意する（consent）こと．

Buerger 病
若年の男性に，四肢（特に下肢）の末梢動脈が内膜の炎症により閉塞し，血流障害を発症する病気で，閉塞性血栓血管炎ともよばれる．

Leo Buerger（1879～1943）
オーストリア/米国の病理学者，外科医，泌尿器科医．

II 病気の経過と患者の心理状態

1 発病初期

身体の一部が健康でないと気づいても，大した病気でないと思っているうちはよいが，ふと悪い病気ではないかと疑い出すと急に不安になるものである．診療所・病院を受診しても直ちに診断がつかず，いろいろな検査を繰り返している期間は，患者にとって最も不安な時期で，大したことはないだろうと思い込んでみたり，逆にがんなどの悪い病気ではないかと考えて悩んだり，心理的動揺が激しい．

医師の宣告や検査の結果を待っている時期の患者に接することが多い臨床検査技師としては，できるだけ親切に接するとともに，どのような結果が出ても現在の医学の水準と医師の技術を信じて勇気をもつように力づけることが必要である．検査中にも，患者が不安を抱くような言動は厳に慎まなければならない．

2 療養期

この時期の患者は普通，診断も確定し，治療に専念しているので，病気の状態に適応して心理的には一応安定している．病気の経過が順調であればよいが，それでも長期にわたると次第に依存性，自己中心性が強くなる．また，経過がよくない場合には，前述のようなノイローゼに陥ったり，猜疑心が起こったり，性格も攻撃的になってくる．できるだけ精神の安定を保ち，常に希望をもって療養させる必要がある．

3 回復期

肉体の病気が回復するにつれて，精神的にも明るく希望に満ちた心理状態になってくる．ただし，長期間療養していた患者では，ある人は一日も早く社会復帰しなければとあせる気持ちに駆り立てられるし，ある人は長い間の闘病生活で依存性が強くなり，社会へ戻って独立してやっていく自信がないため社会復帰に対して不安と怖れを抱く．特に老人の慢性疾患患者では，社会復帰をあまり喜ばない人もいる．医療保障が発達して病院の生活が向上するにつれて，ますますこの傾向が強くなることは問題である．

III 悪性疾患であること（バッドニュース）に対する患者の受容

エリザベス　キューブラー・ロス（Elisabeth Kubler-Ros）は，患者が医師から悪性疾患・死の宣告を受けた時の患者の心理，死の受容課程は5段階に変化することを「死の瞬間」に著した．

Elisabeth Kubler-Ros（1926～2004）
ドイツ出身の精神科医．

1 否認（否認と孤立）

　死の運命の事実を拒否し否定する段階で，周囲から距離をおくようになる．余命がわずかである事実に衝撃を受け，それを頭では理解しようとするが，感情的にその事実を否認（逃避）している段階．「何かの間違いだ」と反論はするものの，それが否定しきれない事実であることは理解している．周囲はその事実に基づいて進めるため，周囲から距離をおき，孤立することになる．

2 怒り

　死を否定しきれない事実と自覚したとき，「なぜ私が死ななければならないか」と問い，怒りを感じる．自分が死ぬことは認識できても，「どうして悪いことをしていない自分がこんなことになるのか」「もっと悪いことをしている人間がいるじゃないか」という怒りにとらわれる段階．検査技師にも「あなたはいいね，まだまだ生きられて」など皮肉のような発言をすることもある．死への強い反発がある．

3 取り引き

　死の現実を避けられないかと「神」と取り引きをする．信仰がなくても神仏にすがり，死を遅らせてほしいと願う段階．財産を寄付したり，これまでの行為を改めるなどの取り引きをしようとする．はじめは「死を遠ざけてほしい」という願いが「〇〇をするので，あと少しだけ」という具合に，取り引きの条件が自分に都合のよいほうに変化することもある．

4 抑うつ

　何をしても「死は避けられない」とわかり，気持ちが滅入り，抑うつ状態になる．「これだけ頼んでもだめか」「神も仏もないのか」というように死が回避できないことを悟る段階．悲観と絶望に打ちひしがれ，憂鬱になる．頭で理解していた死が，感情的にも理解できるようになる．神や仏の否定になるケースもあり，虚無感にとらわれることもある．

5 受容

　死を受容し，自分が死んで行くことを受け入れる．個人差もあるが，それぞれに生命観や宇宙観のようなものを形成し，自分をそのなかの一部として位置づけることもある．自分の人生の終わりを，静かにみつめることができるようになり，心に平穏が訪れる．

第7章 医の倫理と医療従事者の心構え

I 医療チームの一員としての自覚

1 患者指向

患者は，身体のみならず，ときには心も傷ついた弱者である．そして病院は，患者のために存在する．医療従事者は常に患者とともに歩む心をもって接する必要がある．また，日常のいろいろな問題解決にあたっては，常に患者第一主義（putting patient first），どちらが患者のためかを念頭に患者中心に考えることが大切である（patient centered medicine）．

「ヒポクラテスの誓い」（p.9の図1-4参照）のなかにも，「医療においては，医療関係者は常に患者の利益を優先せねばならない」と述べられている．

最近は，患者自身も医療者とパートナーシップをもって医療に積極的に参加するのだということから，患者参加型の協働医療（collaborative medicine）という考え方も打ち出されている．そのためにはまず，患者に自分の病気に関する情報を十分知ってもらい，それを活用し，コミュニケーションを図る能力，いわば健康や病気に関する基本的な知識（health literacy）を身につけてもらうことが重要であるとの考えから，それを促進する運動も展開されつつある．

2 接遇の問題

医療は一種のサービス業である．また近年，患者が医療機関を選択できるようになったが，医療従事者が患者から選ばれるためには，まず不愉快な印象を与えることは許されない．服装，身だしなみ，挨拶や言葉遣い，態度など，常に信頼と感謝，さらには尊敬が得られるように心がけねばならない．

3 他の医療職種との協調

完全な医療は決して医師だけでできるものではない．医療関連職種すべてが協調して，医師を中心に緊密なチームワークを組んではじめて成り立つものである．それには，お互いの良好なコミュニケーションと深い信頼関係が必要であるが，そのもとはやはり日頃の人間関係であろう．

かつては，医療はすべて医師中心ということから，臨床検査技師や看護師らの職種はparamedicalとよばれたが，近年は医師と協働して医療を行うという概念からメディカルスタッフと称されるようになった．

また近年，一人ひとりの患者に対して，関係があるいくつかの専門職が集ま

> **paramedicalからco-medicalそしてメディカルスタッフへ**
>
> 医師の行う医療の「補足する」「従属する」意味のparamedicalが長い間医療人の間で使用されていたが，患者医療には看護師をはじめとする医療スタッフの協力が不可欠であることから，1980年代から「協同」を意味する和製英語であるco-medicalの用語が使用された．最近はチーム医療の考え方から，海外と同様に，医療従事者をまとめてメディカルスタッフと呼称するようになった．

り，チームとして治療に当たることを「チーム医療」と称するようになり，診療報酬上も認められるようになった．

4　自己啓発・自己研鑽

どんな職業分野においても，絶えず自己啓発して己を高める努力が必要であるが，特に日進月歩の医療分野においては，不勉強や技術の拙劣が患者の生命に関係することさえある．医療分野では，学術図書のほか，学会，講演会，セミナーなど，多くの生涯学習の機会がある．自己研鑽の意思と，それを継続していこうとする努力が必要である．

5　医療事故防止

医療チームの一員として，まず心がけるべきことは安全な医療の提供，事故防止である．臨床検査技師としては，正確なデータを早く患者・医師へ返却することが目標とされているが，その前に，まずは安全・確実な実施が前提となる．実臨床においては，検体検査では検体の取り違え，生理学的検査では操作ミスが一番の問題で，常にマニュアルに沿った確認を心がけなければならない．

近年，特に院内のIT化が進むに伴って，個人情報の保護が重要な課題となってきた．個人情報の漏洩が絶対ないような体制を確立しておくことが必要である．

6　経営感覚

近年，医療財政の厳しさが増すとともに，あらゆる医療施設において経営の改善が求められている．医療従事者として働くためには，どの職場にあっても，常にコスト意識をもって，業務の効率的運用と合理化，経費の削減に努めなければならない．

II　患者の権利の尊重

1　患者の権利

第二次世界大戦中のナチスのユダヤ人に対する非人道的な生体実験などがニュルンベルグの国際軍事裁判で次々に明らかにされ，その反省に立って，1947年，「**ニュルンベルグ倫理綱領**」が採択され，1948年には国連総会で「**世界人権宣言**」がなされた．

1950年代には，アメリカのラルフ・ネーダーらの消費者運動に影響されて，医療行為に対する患者の不満が多くなり，患者の権利を求める数々の裁判が起こった．1964年には，人における生物医学的研究に携わる医師のための勧告として「**ヘルシンキ宣言**」が発表され，1975年にさらに修正された．

1973年，アメリカ病院協会は「**患者の権利章典**」を発表した．

1981年，世界医師会は第34回総会において，患者の権利に関する「**リスボ**

チーム医療加算
平成28（2016）年度の診療報酬改定で，従来の栄養サポートチーム加算，呼吸ケアチーム加算に精神科リエゾンチーム加算が加えられた．

ラルフ・ネーダー（Ralph Nader：1934〜）
アメリカの弁護士・社会活動家．

患者の権利章典

(1) 患者は思いやりのある丁寧なケアを受ける権利を有する．

(2) 自分の診断・治療・予後について完全な新しい情報を十分理解できる言葉で伝えられる権利を有する．それが医学的見地から適当でないと思われる場合は，本人に代わる適当な人に伝えられなければならない．

　自分の主治医が誰であるか，その名前を知る権利がある．

(3) 患者は処置や治療を始める前にインフォームド・コンセントを受ける権利がある．緊急の場合を除いて，その情報は少なくとも特定の処置や治療，医学的に重大なリスクや無能力状態が続くと予測される期間を含まなければならない．

　患者はケアや治療について，医学的にみて意味のある代替方策のある場合は，その情報を得る権利がある．

　患者は処置や治療について責任を有する人の名前を知る権利がある．

(4) 患者は，法の許す範囲で，治療を拒絶する権利があり，またその場合には医学的にどういう結果になるかについて知る権利がある．

(5) 患者は自分のケアの計画に関連して，プライバシーについてあらゆる配慮を求める権利がある．

　症例検討や専門医の意見を求めることや，検査や治療は秘密を守って慎重に行わなければならない．

　ケアに直接かかわる者以外は，患者の許可なしにその場に居合わせてはならない．

(6) 患者は自分のケアに関するすべての記録や連絡が守秘されることを期待する権利がある．

(7) 病院はその能力の範囲内で，患者へのサービスの要求に応えることを患者は期待する権利を有する．

(8) 患者は自分のかかっている病院の自分のケアにかかわる部分で，どの保健医療施設，医学教育施設と関係しているかを知る権利がある．

(9) ケアの合理的な継続性を期待する権利，自分がいつ，どこで，どの医師が診察するかを知る権利，退院後どのように継続的にケアを受けるかについて知る権利がある．

(10) 医療費の支払いに際して，請求書を点検し，説明を受ける権利がある．

(11) 病院の規則・規定を知る権利がある．

アドバンス・ケア・プランニング（Advance Care Planning）
将来の変化に備え，将来の医療およびケアについて，本人を主体に，その家族や近しい人，医療・ケアチームが繰り返し話し合いを行い，本人による意思決定を支援するプロセス．死期の如何ではなく，最期まで尊厳を尊重した人間の生き方に着目した最適な医療・ケアが行われるべきだという考え方で，今後の治療・療養について定期的に患者・家族（・患者が望めば友人）と医療従事者があらかじめ話し合う自発的なプロセス．

ン宣言」を発表し，その後，1995，2005年に修正を行い，2015年には再度確認されている．

　わが国では憲法第13条に「すべて国民は，個人として尊重される．生命，自由及び幸福追求に対する国民の権利については，公共の福祉に反しない限り，立法その他の国政の上で，最大の尊重を必要とする」と定められている．

　1983年に厚生省（現・厚生労働省）に「**生命倫理に関する懇談会**」が設け

られ，また1986年には日本医師会に「**生命倫理懇談会**」が設立された．

2　インフォームドコンセント

昔のように，「医者に治療を頼んだ以上は，そのやり方について一々文句を言うな，すべてを任せろ」というpaternalism（家父長主義）でなく，患者の知る権利と自主決定権を尊重しなければならない．すなわち，よく説明を受けたうえで患者が納得し，自ら治療法を選択することを**インフォームドコンセント**（informed consent）という．わが国では「説明と同意」などと訳されている．

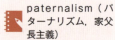

paternalism（パターナリズム，家父長主義）
強い立場にある者が弱い立場にある者の利益のためだとして，本人の意思に反してでも行動に介入・干渉すること．医療では，医師が強い立場の者，患者が弱い立場の者で，医師が患者の意思に反して医療行為を行うことをいう．

3　プライバシーの保護

「ヒポクラテスの誓い」のなかにも，「医に関すると否とにかかわらず，他人の生活について秘密を守る」（訳：小川鼎三）と記されている．

前述のアメリカ病院協会の「患者の権利章典」においても，次のようにプライバシーの保護や秘密保持についての項目があげられているので再掲する．

　（5）患者は自分のケアの計画に関連して，プライバシーについてあらゆる配慮を求める権利がある．

　症例検討や専門医の意見を求めることや，検査や治療は秘密を守って慎重に行わなければならない．

　ケアに直接かかわる者以外は，患者の許可なしにその場に居合わせてはならない．

　（6）患者は自分のケアに関するすべての記録や連絡が守秘されることを期待する権利がある．

わが国では，「刑法」第134条に，「医師，薬剤師，医薬品販売業者，助産師，弁護士，弁護人，公証人又はこれらの職にあった者が，正当な理由がないのに，その業務上取り扱ったことについて知り得た人の秘密を漏らしたときは，6カ月以下の懲役又は10万円以下の罰金に処する」と定められている．

その他の医療関連職種については，それぞれ資格を定めた法律に**守秘義務**が規定されている．たとえば，「臨床検査技師等に関する法律」第19条には「臨床検査技師は，正当な理由がなく，その業務上取り扱ったことについて知り得た秘密を他に漏らしてはならない．臨床検査技師でなくなった後においても，同様とする」と定められている．

また1992年に制定された「エイズ対策の推進について」のなかには，「エイズ予防に携わるすべての職員は，エイズに関する正しい知識を持ち，かつ個人のプライバシー等人権の保護に十分配慮して業務に従事するものとする」と，そのプライバシー保護の重要性が明記されている．

その他，公務員である病院職員には「公務員法」により患者の秘密保持の義務が課せられている．

わが国のように，病院の外来に大勢の患者が押しかけ，診察中の会話まで他人に聞こえ，また比較的狭い病室に多くのベッドを入れている状態では，プラ

イバシーは守られず，患者は同室の人たちの眼を絶えず気にして，療養生活を送らざるをえない．病気の性質によっては絶対に他人に知られたくない事柄でも，容易に他人の耳に入ってしまう．医療従事者はこのようなことがないよう，常に患者の身になって配慮しなければならない．

4 患者の知る権利と病名告知

近年，患者の知る権利の認識が高まるにつれ，自分の診療情報の開示やさらにそれの提供を求める声が強くなってきた．診療情報の開示はインフォームドコンセントの趣旨からして当然のことと考えられる．また前述のリスボン宣言でも，「情報を得る権利」として患者に自分の診療情報の開示を求める権利を認めている．診療情報提供の目的は，患者が自分の病気と診療の内容を十分に理解し，医師（医療従事者）と患者がお互いに信頼関係を保ちながら，協働して病気を克服することにある．

わが国でも，1997年に厚生省（現・厚生労働省）が「カルテ等医療情報の活用に関する検討会」を設け，そのなかで開示の問題も検討してきた．2005年に個人情報の保護に関する法律（個人情報保護法）が施行され，法律に基づいてカルテ開示を求めることができるようになった．同法の適用があるのは，5,000件をこえるカルテを有する病院・施設であるが，近年は各病院とも次第に患者に対して情報をできるだけ開示しようとする方向で進んでいる．

診療情報の開示に伴って，当然病名の告知が問題になる．特にがんなど悪性疾患に関する病名告知は「不治の病を告知することは，患者にいたずらに精神的苦痛を与えるだけだ」という考えから原則として避けられてきたが，近年では，がんの治療法の進歩により必ずしも不治の病と受け取られなくなった．患者は自分の病態を理解することにより治療への協力が得られやすいこと，不治であっても残りの人生を有意義に過ごすことができること，患者の知る権利の認識などの理由から，積極的に告知する傾向が強まっている．

> **「協同」と「協働」**
> 協同も協働も，同じ目的に向かって力を合わせ物事を行うという意味では同じだが，協同は役割分担などが事前に決まっていることが多いのに対し，協働はそれぞれができること，得意分野のことをする場合に用いられることが多い．（違いがわかる事典より）

III 死をめぐる諸問題

1 心臓死と脳死

従来は，心拍停止，自然呼吸の停止，両側瞳孔の散大の3徴候をもって人の死（心臓死）としていたが，近年，臓器移植との関連で脳死の概念が新たに導入されるようになった．**脳死**とは，脳幹を含む脳全体の機能が不可逆的に停止した状態をいう．脳卒中や脳外傷の場合に，ときに心臓がまだ元気に活動しているにもかかわらず脳死状態に陥ることがある（**植物状態**）．臓器移植，特に心臓移植では，このような状態での移植が望まれるため，これをもって人の死と認めるという国も多くなっている．

しかし，脳死の診断基準をめぐって多くの問題が提起されている．特に大脳死の場合には，意識が消失し脳波が平坦となるため脳死と誤りやすいが，下部

脳幹が活動しているかぎりは長期生存が可能で，完全な脳死とはいえない（前述の植物状態は，脳幹の全部または一部の機能が残存している）．このため，臓器移植のための脳死の判定に際しては，正しい手順による「無呼吸テスト」が重要な意義をもつ．

2 脳死と臓器移植

わが国では，「脳死は人の死か」をめぐって長い間論争が続いたが，1997年，「臓器の移植に関する法律」の成立により，脳死患者からの臓器の移植が認められることになった．

移植の対象として認められている臓器は，人の腎臓，眼球（角膜），心臓，肺，肝臓，膵臓および小腸である．また，臓器提供者として認められるのは，15歳以上の者で，本人が生前に書面で同意する意思を表示しており，かつ家族（遺族）が拒まない時と定められている．

そして1999年3月，「臓器移植法」制定後はじめての心，肝，腎，角膜の移植手術が行われた．

この法律は，2009年の改正で臓器提供者が15歳未満に引き下げられ，さらに2010年の改正で，本人の臓器提供の意思が不明な場合，家族の承諾があれば臓器提供が可能となった．

3 安楽死と尊厳死

医師はどんな場合でも，患者の生命の延長が可能なかぎりその延長に最大の努力をする義務があると考えられてきた．しかし，人工呼吸器などの救命蘇生機器の進歩・発達により，医療的にかなりの延命が図られるようになるにつれ，これに対する批判も高まってきた．回復の可能性がまったくない患者に対していたずらに延命を図ることは，患者のQOLを無視し，いたずらに死苦を引き延ばし，家族の物心両面にわたる負担を増すことも事実である．

このような状態の患者に対して，患者本人の強い希望に基づいて家族や医師が死へ導くような手段をとった例も数多く（1961年山内（名古屋安楽死）事件，1975年Karen Ann Quinlan事件，1991年東海大（安楽死）事件，1996年京北町事件など），これを**安楽死**（euthanosia）と称する（euはギリシア語で"よい"，thanatosは"死"，すなわち"よい死"という意味）．

上記の山内事件での判決で，安楽死は次の要件のもとでは是認しうるであろうとされた．

①病気がもはやまったく回復の見込みがなく，死が目前に迫っていること
②その苦痛が真に見るに忍びないこと
③苦痛の緩和が目的であること
④本人の依頼または承諾があること
⑤医師の手によること（これによりえないときは，特段の事情のあること）
⑥その方法が倫理的に妥当であること

法的脳死判定
①深い昏睡，②瞳孔散大と固定，③脳幹反射の消失，④平坦な脳波，⑤自発呼吸の停止，⑥6時間以上経過した後の同じ一連の検査

無呼吸テスト
患者の自発呼吸を調べるために人工呼吸器を一時的に外すこと．血液中の二酸化炭素濃度が一定値をこえても自発呼吸がないことを確かめる．

山内事件
昭和36（1961）年，農業を営む青年が，脳出血で余命数日と宣言された苦しむ父親に，有機リン剤を牛乳に混入させ，事情を知らない母親が飲ませ，尊属殺人で起訴された．懲役1年執行猶予3年の判決であった．

東海大事件
平成3（1991）年，内科医が，担当している末期がん患者の妻と長男からの要望に応じて塩化カリウムを投与して死亡させた．患者自身が死を望む意思表示がなかったことから殺人罪が求刑された．懲役2年執行猶予2年の判決であった．

京北病院事件
平成8（1996）年，病院長が末期がん患者に筋弛緩剤を投与して死亡させた事件．病院長は主治医ではなく，主治医や患者家族への相談もなく安楽死させたことで殺人容疑で書類送検されたが，証拠不十分で不起訴処分となった．

安楽死には，自殺を助けるような積極的安楽死と，延命のための点滴や注射，気管内挿管などは行わず，苦痛の緩和と身体的安楽のための投薬だけを行う消極的安楽死とがある．前者は当然ながら刑法に違反する．

　近年は，回復の見込みがない状態に陥った場合に，いたずらに延命処置を施されるのではなく，自らの意思で自分の死に方を選択し，尊厳をもって死を迎えたいとする，いわゆる**尊厳死**（death with dignity or dying in dignity）という概念が日本尊厳死協会により宣言されている．

　同協会は，尊厳死を希望することを遺言書のようにあらかじめ文書にしたためて表明し，登録しておく運動をすすめているが，この文書を **living will** という〔これは生きているうちに（living）効力を発揮する遺言書（will）という意味である〕．

　近年は病院医療においても，このような臨死状態の医療すなわち**終末期医療**（terminal care）に力を入れるようになり，またそのような患者が苦痛の緩和を図りながら家族とともに静かに死を迎えられるような施設を**緩和ケア病棟**あるいは hospice と称する．

4　自然死，老衰死

　けがや病気でなく，加齢に伴う老化で諸臓器の機能が次第に衰える現象（老衰）が進み，死に至ることを**自然死，老衰死**あるいは寿命を全うしたものとして**天寿死**などといい，このような死に方を理想とする考え方の人も多くなっている．しかし病理解剖では，すべての臓器が老衰していることはまれで，自然死という概念はありえないとしている．

5　DNR（do not resuscitate：蘇生拒否）

　living will による尊厳死の概念がいまだ普及しない現状では，少なくとも終末期医療において急変時に蘇生処置を行っても回復の見込みが薄い場合，自然な死亡を優先させるか否かをあらかじめ取り決めておく必要が生じる．現実の問題として，心肺停止時に開胸心マッサージを行うか，呼吸停止時に気管内挿管−人工呼吸器による人工呼吸などを行うかなどが重要な問題となる．それは，わが国の法律では，いったん人工呼吸器による人工呼吸を始めた場合には，事前に本人の意思が明確にされていないかぎり，たとえ家族の要請があってもこれを止めることができないからである．また最近は，食物の経口摂取ができなくなった患者に対して，いかなる方法でどこまで人工的栄養補給を続けるべきか，たとえば中心静脈栄養，経静脈栄養，大量皮下注射法，経鼻経管栄養，胃瘻造設などの選択，中絶が問題となっている．

　終末期医療，高齢者療養施設などでは，入院時に本人または家族とこのようなことに関してあらかじめ取り決めをしておくことが多い．

---

living will（リビング・ウイル）
人生の最終段階（終末期）を迎えたときの医療の選択についての事前意思表示とそれを記録した「遺言書」．尊厳死の権利を主張して，延命治療の打ち切りを希望するなど，自分らしく誇りをもって最期を生きることにつながる．

ホスピス（hospice）
中世ヨーロッパで旅の巡礼者を宿泊させた小さな教会のことであった．20世紀に入り，治療の当てがなく，余命いくばくもない患者の最後の安息に満ちた時間をケア（ターミナルケア）する施設となった．

索 引

和文索引

あ

アーユルヴェーダ………………2, 10
アウエンブルッガー………………17
アヴィセンナ………………………13
アスクレピオス………………………7
アメリカの医療制度………………85
アラビアの医学……………………12
アランチオ…………………………15
アルメイダ…………………………25
アレキサンドリアの医学……………8
安楽死……………………………100
按摩…………………………………20

い

イギリスの医療制度………………86
イムホテプ……………………………6
インドの医学………………………10
インフォームドコンセント………98
医の倫理……………………………95
医学……………………………………1
医学の起源……………………………3
医学の歴史……………………………3
医業…………………………………33
医行為………………………………33
医師…………………………………33
医師の自由裁量権…………………33
医師事務作業補助者………………41
医師数………………………………75
医師法………………………………33
医事課………………………………40
医心方………………………………25
医薬品情報管理業務………………35
医薬分業……………………………34
医用電子工学………………………23
医療……………………………………1
医療ソーシャルワーカー…………40
医療施設……………………………71
医療事故防止………………………96
医療従事者…………………………75
医療費………………………………83
医療福祉相談………………………39
医療保険……………………………80
医療法………………………34, 71, 80
依存性………………………………92
異状死体……………………………34
遺伝子治療…………………………24
一次医療……………………………43
一次救急……………………………45
一般病院…………………………71, 72
一般病床……………………………71
市川厚一……………………………21
院内受託方式………………………36
陰陽五行説…………………………15

う

ウィリアム・ハーヴェイ…………16
ウィルヒョウ………………………19
ヴァロリオ…………………………15
ヴェザリウス………………………15

え

エイズ治療拠点病院………………64
エウスタキオ………………………15
エールリッヒ………………………22
エジプトの医学………………………6
エムポックス感染症………………66
エリザベス・キューブラー・ロス
　………………………………………93
淮南子………………………………11
栄養サポートチーム………………39
栄養士………………………………39
衛生検査技師………………………36
液体病理学……………………………7
液体病理説……………………………8

お

緒方洪庵……………………………27
応招の義務…………………………33

か

ガレノス………………………………9
かかりつけ医………………………43
がん治療……………………………24
化学医学派…………………………16
化学療法……………………………22
家庭医………………………………43
賀川玄悦……………………………26
画像診断……………………………23
介護支援専門員……………………49
介護福祉士…………………………40
介護保険制度………………………52
介護保険法…………………………49
解体新書……………………………26
解剖学………………………………15
解剖所見による病気の所在と原因に
　ついて……………………………17
核医学………………………………23
学校保健安全法……………………62
看護…………………………………35
看護師………………………………35
看護職員数………………………76, 84
患者……………………………………1
患者の権利…………………………96
患者の権利章典……………………96
患者の知る権利……………………99
患者の受容…………………………93
患者の心理………………………91, 93
患者指向……………………………95
患者第一主義………………………95
感染症の予防及び感染症の患者に対
　する医療に関する法律…………59
感染症指定医療機関………………60
感染症病院…………………………71
感染症病床…………………………71
感染症法……………………………59
感染症類型………………………60, 61
漢方…………………………………14
管理栄養士…………………………39

緩和ケア病棟 …………………… 101

き

キャノン ………………………… 23
キュア …………………………… 2
キュリー夫妻 …………………… 19
ギリシャの医学 ………………… 7
義肢装具士 ……………………… 38
北里柴三郎 ……………………… 18
旧医専 …………………………… 28
旧制医大 ………………………… 28
旧帝大 …………………………… 28
灸 ………………………………… 2
灸治療 …………………………… 20
救急医療 ………………………… 45
救急医療情報センター ………… 46
救急救命士 ………………… 41, 46
救命救急センター ……………… 46
救急指定病院 …………………… 45
給食 ……………………………… 39
業務独占 ………………………… 77
近世の中国医学 ………………… 20
金匱要略 ………………………… 11

く

クリニカルコミッショニンググループ ……………………………… 86
組合管掌健康保険 ……………… 80

け

ケア …………………………… 1, 2
ケアマネジャー ………………… 50
外科手術 ……………………… 5, 22
経穴 ……………………………… 20
経験医学 ………………………… 4
経絡 ……………………………… 20
血液型 …………………………… 22
結核 ………………………… 22, 63
結核指定医療機関 ……………… 62
結核病床 ………………………… 71
結核予防法 ……………………… 63
結核療養所 ……………………… 71

健康 ……………………………… 1
健康寿命 ………………………… 56
健康増進法 ……………………… 55
健康日本 21 …………………… 54
検体採取 ………………………… 36
顕微鏡 …………………………… 16
言語聴覚士 ……………………… 38
原始医術 ………………………… 3

こ

コッホ …………………………… 18
ゴールドプラン ………………… 51
ゴールドプラン 21 …………… 51
五臓六腑 ………………………… 15
後藤艮山 ………………………… 25
後期高齢者医療制度 …………… 50
後天性免疫不全症候群の予防に関する法律 ……………………… 59
後発医薬品 ……………………… 34
抗菌薬 …………………………… 22
抗生物質 ………………………… 22
攻撃性 …………………………… 92
高度救命救急センター ………… 46
高齢者の医療の確保に関する法律 ……………………………… 50
高齢者医療 ……………………… 49
高齢者医療確保法 ………… 49, 50
黄帝 ……………………………… 11
黄帝内経 ………………………… 11
国民皆保険制度 …………… 78, 87
国民健康保険 …………………… 81
国家公務員共済組合 …………… 80
黒死病 …………………………… 14
混合診療 ………………………… 81

さ

サレルノ医学校 ………………… 14
作業療法 ………………………… 23
作業療法士 ……………………… 38
再生医療 ………………………… 24
災害時における医療 …………… 70
猜疑心 …………………………… 92
採血 ……………………………… 36

細胞診 …………………………… 22
細胞病理学 ……………………… 19
三次医療 ………………………… 44
三次救急 ………………………… 45

し

シーボルト ……………………… 26
シデナム ………………………… 17
シンプソン ……………………… 18
ジェネリック医薬品 …………… 34
ジェンナー ……………………… 17
市町村保健センター …………… 48
死 ………………………………… 99
死の瞬間 ………………………… 93
自然死 ………………………… 101
自己中心性 ……………………… 91
自由診療 ………………………… 82
志賀潔 …………………………… 18
私立学校教職員共済制度 ……… 80
視能訓練士 ……………………… 38
歯科 ……………………………… 41
歯科医師 …………………… 33, 41
歯科医師数 ……………………… 76
歯科医師法 ……………………… 33
歯科衛生士 ……………………… 41
歯科技工士 ……………………… 41
事務 ……………………………… 40
疾病 ……………………………… 1
社会福祉士 ……………………… 40
社会保険方式 …… 83, 85, 87, 88, 90
朱丹渓 …………………………… 15
守秘義務 ………………………… 98
種痘 ……………………………… 17
種痘所 …………………………… 28
宗教医学 ………………………… 3
終末期医療 ………………… 57, 101
准看護師 ………………………… 35
処方せん ………………………… 34
初期救急 ………………………… 45
諸病源候論 ……………………… 15
助産師 …………………………… 35
助産所 …………………………… 74
消毒法 …………………………… 18
傷寒論 …………………………… 11

索 引 103

植物状態……99
心気傾向……91
心身医学……2
心臓死……99
神農……11
診療所……72
診療情報管理士……38
診療放射線技師……37
診療報酬……82
診療報酬支払い制度……81
診療録の記載と保存……34
診療録管理……38
新ゴールドプラン……52
新設国公立医大……28
新設私立医大……28
鍼灸……2
人工多能性幹細胞……24
人体の解剖に関する七つの本……15

す

スウェーデンの医療制度……89
ススルタ……10
杉田玄白……26
杉村隆……21
鈴木梅太郎……21

せ

ゼンメルワイス……18
世界保健機構……1
施薬院……25
生活習慣病……48
生命倫理に関する懇談会……97
生命倫理懇談会……97
生理学的検査……36
性病予防法……59
政府管掌健康保険……80
精神科デイケア施設……58
精神科救急医療施設……57
精神科病院……71
精神疾患……57
精神病床……71
精神保健及び精神障害者福祉に関する法律……57

精神保健福祉センター……57, 59
精神保健福祉士……40
精神保健福祉法……57
税方式……83, 86, 89
接遇……95
船員保険……80
全人的治療……2

そ

蘇生拒否……101
相補代替医療……2
巣元方……15
僧院医学……13
蔵志……26
臓器の移植に関する法律……100
臓器移植……100
尊厳死……100, 101

た

ターヘル・アナトミア……26
ターミナルケア……57
田代三喜……25
打診法……17
内経……11
第一種感染症指定医療機関……62
第二種感染症指定医療機関……62
丹波康頼……25

ち

チーム医療……96
チーム医療加算……96
地域医療……46
地域医療支援病院……73
地域保健法……48
地域包括ケアシステム……53, 55
地域包括支援センター……50, 53, 54
地方公務員共済組合……80
中国の医学……11
中世の中国医学……14
中世の医学……11
中世のヨーロッパ医学……13
調剤……34

調理師……39
聴診器……18

て

出来高払い方式……82
帝国大学……28
適塾……27
天寿死……101
伝染病予防法……60
電気的除細動……41
電子カルテ……39

と

トート……6
トリアージ……70
ドイツの医療制度……88
ドクターカー……45
ドクターヘリ……45, 46
痘瘡……17
動物における心臓と血液の運動の解剖学……16
特定看護師……36
特定感染症指定医療機関……60
特定機能病院……73
特定健診・保健指導制度……48
特定行為に係る看護師……36

な

ナショナルセンター病院……73
名古屋玄医……25
内視鏡……23
内分泌学……21
中川淳庵……26
鳴滝塾……27
南蛮流外科……25
難病対策……68
難病対策大綱……68

に

ニュルンベルグ倫理綱領……96
ニンギシダ……5

二次医療 …………………………44
二次救急 …………………………45
日本の医療保険制度 ……………90
日常生活動作 ……………………37
尿検査 ……………………………19

の

ノーベル賞 ………………………19
脳死 ………………………… 99, 100

は

ハンセン病 ……………… 14, 22, 67
ハンムラビ法典 …………………5
バンチング ………………………21
パスツール ………………………18
パパニコロウ ……………………21
パピルス …………………………6
パラケルスス ……………………16
パレ ………………………………16
胚性幹細胞 ………………………24
梅毒感染症 ………………………66
秦佐八郎 …………………………22
華岡青洲 …………………………26
針治療 ……………………………20
鍼 …………………………………2

ひ

ヒポクラテス ……………………7
ヒポクラテスの箴言 ……………8
ヒポクラテスの誓い ……… 8, 95, 98
ビザンチン医学 …………………12
ビタミン …………………………21
被暗示性 …………………………92
被用者保険 ………………………80
脾胃論 ……………………………15
悲田院 ……………………………25
微生物学 …………………………18
病院の開設者 ……………………74
病気 ………………………………1
病床数 ……………………………83
病棟クラーク ……………………41
病名告知 …………………………99

病理解剖学 ………………………17
病理学 ……………………………19

ふ

ファブリッチオ …………………15
ファロッピオ ……………………15
フランシスコ・ザビエル ………25
フランスの医療制度 ……………87
フレミング ………………………22
フンク ……………………………21
ブライト …………………………19
ブランチラボ ……………………36
プライバシー ……………………98
服薬指導 …………………………35

へ

ヘルシンキ宣言 …………………96
ベルナール ………………………21
ペスト ……………………………14
へき地医療拠点病院 ……………46
へき地保健医療計画 ……………46
平均在院日数 ………………… 72, 85
平均寿命 …………………………56

ほ

ホスピス ……………………… 56, 101
保険診療 …………………………82
保健指導 …………………………34
保健師 ……………………………35
保健所 ……………………………47
補完代替医療 ……………………2
包括支払い方式 …………………82
放射線 ……………………………37
放射線被ばく ……………………70
法的脳死判定 ……………………100
本草学 ……………………………15
本草綱目 …………………………20

ま

マルピーギ ………………………16
曲直瀬道三 ………………………25

麻酔法 ……………………………18
麻酔薬 ……………………………26
麻沸湯 ……………………………26
魔法医術 …………………………3
前野良沢 …………………………26
万病一毒論 ………………………25

み

ミイラ ……………………………6

む

無医地区 …………………………47
無呼吸テスト ……………………100
無床診療所 ………………………72
無診察治療 ………………………33

め

メソポタミアの医学 ……………4
メタボリックシンドローム ……48
メディカルスタッフ ……………95
メディケア ………………………85
メディケイド ……………………85
名称独占 …………………………78

も

モートン …………………………18
モルガニ …………………………17

や

ヤンセン …………………………16
薬剤 ………………………………34
薬剤の調製 ………………………35
薬剤師 ……………………………34
薬剤師法 …………………………34
山極勝三郎 ………………………21
山脇東洋 …………………………25

ゆ

有床診療所 ………………………72

索引 105

よ

予防接種⋯⋯⋯⋯⋯⋯⋯⋯⋯⋯17
要介護⋯⋯⋯⋯⋯⋯⋯⋯⋯⋯⋯52
要介護度⋯⋯⋯⋯⋯⋯⋯⋯⋯⋯53
要介護認定⋯⋯⋯⋯⋯⋯⋯⋯⋯52
要支援⋯⋯⋯⋯⋯⋯⋯⋯⋯⋯⋯52
吉田富三⋯⋯⋯⋯⋯⋯⋯⋯⋯⋯21
吉益東洞⋯⋯⋯⋯⋯⋯⋯⋯⋯⋯25

ら

ラーゼス⋯⋯⋯⋯⋯⋯⋯⋯⋯⋯13
ラエネック⋯⋯⋯⋯⋯⋯⋯⋯⋯18
ラジウム⋯⋯⋯⋯⋯⋯⋯⋯⋯⋯19
ラリンゲアルマスク⋯⋯⋯⋯⋯41
ランドシュタイナー⋯⋯⋯⋯⋯22
らい⋯⋯⋯⋯⋯⋯⋯⋯14, 22, 67
蘭学事始⋯⋯⋯⋯⋯⋯⋯⋯⋯⋯26

り

リスター⋯⋯⋯⋯⋯⋯⋯⋯⋯⋯19
リスボン宣言⋯⋯⋯⋯⋯⋯⋯⋯96
リハビリテーション⋯⋯⋯⋯⋯37
リハビリテーション医学⋯⋯⋯23
リビング・ウイル⋯⋯⋯⋯⋯⋯57
李時珍⋯⋯⋯⋯⋯⋯⋯⋯⋯⋯⋯20
李朱医学⋯⋯⋯⋯⋯⋯⋯⋯⋯⋯15
李東垣⋯⋯⋯⋯⋯⋯⋯⋯⋯⋯⋯15
理学療法⋯⋯⋯⋯⋯⋯⋯⋯⋯⋯23
理学療法士⋯⋯⋯⋯⋯⋯⋯⋯⋯38
離島医療⋯⋯⋯⋯⋯⋯⋯⋯⋯⋯46
療養型病院⋯⋯⋯⋯⋯⋯⋯⋯⋯71
療養病床⋯⋯⋯⋯⋯⋯⋯⋯71, 72
臨床医数⋯⋯⋯⋯⋯⋯⋯⋯⋯⋯84
臨床検査⋯⋯⋯⋯⋯⋯⋯⋯⋯⋯36
臨床検査技師⋯⋯⋯⋯⋯⋯⋯⋯36
臨床検査技師数⋯⋯⋯⋯⋯⋯⋯76
臨床工学⋯⋯⋯⋯⋯⋯⋯⋯⋯⋯40
臨床工学技士⋯⋯⋯⋯⋯⋯⋯⋯40

れ

レーヴェンフック⋯⋯⋯⋯⋯⋯16
レオナルド・ダ・ヴィンチ⋯⋯15
レントゲン⋯⋯⋯⋯⋯⋯⋯⋯⋯19
劣等感⋯⋯⋯⋯⋯⋯⋯⋯⋯⋯⋯92
錬金術⋯⋯⋯⋯⋯⋯⋯⋯⋯⋯⋯12

ろ

ローマの医学⋯⋯⋯⋯⋯⋯⋯⋯9
老人福祉法⋯⋯⋯⋯⋯⋯⋯⋯⋯49
老衰死⋯⋯⋯⋯⋯⋯⋯⋯⋯⋯101

わ

ワクチン⋯⋯⋯⋯⋯⋯⋯⋯⋯⋯17

欧文索引

A

ADL⋯⋯⋯⋯⋯⋯⋯⋯⋯35, 37
AIDS⋯⋯⋯⋯⋯⋯⋯⋯⋯⋯⋯63
Ayurveda⋯⋯⋯⋯⋯⋯⋯⋯⋯10

B

Bence Jones 蛋白⋯⋯⋯⋯⋯⋯19
branch laboratory 方式⋯⋯⋯36

C

care⋯⋯⋯⋯⋯⋯⋯⋯⋯⋯⋯⋯2
CBRNE 災害⋯⋯⋯⋯⋯⋯⋯⋯70
CCU⋯⋯⋯⋯⋯⋯⋯⋯⋯35, 45
CE⋯⋯⋯⋯⋯⋯⋯⋯⋯⋯⋯⋯40
certified care worker⋯⋯⋯⋯40
certified social worker⋯⋯⋯40
clinical engineer⋯⋯⋯⋯⋯⋯40
coronary care unit⋯⋯⋯⋯⋯45
CT⋯⋯⋯⋯⋯⋯⋯⋯⋯⋯23, 37
cure⋯⋯⋯⋯⋯⋯⋯⋯⋯⋯⋯⋯2

D

Disaster Medical Assistant Team
⋯⋯⋯⋯⋯⋯⋯⋯⋯⋯⋯⋯70
DI 業務⋯⋯⋯⋯⋯⋯⋯⋯⋯⋯35
DMAT⋯⋯⋯⋯⋯⋯⋯⋯⋯⋯70
DNR⋯⋯⋯⋯⋯⋯⋯⋯⋯⋯⋯101
do not resuscitate⋯⋯⋯⋯⋯101

E

embryonic stem cell⋯⋯⋯⋯24
ES 細胞⋯⋯⋯⋯⋯⋯⋯⋯⋯⋯24

F

Fabrica⋯⋯⋯⋯⋯⋯⋯⋯⋯⋯15
facility management system⋯⋯36
FFS 方式⋯⋯⋯⋯⋯⋯⋯⋯⋯86

FMS······································36

H

healing··································2
health····································1
HIV 感染症······························63
HMO 方式······························86
hospice·························57, 101
hospital·································2

I

ICD······································38
ICU·······························35, 45
induced Pluripotent Stem cells
·······································24
informed consent ·················92
intensive care unit················45
iPS 細胞·······························24

K

Kahun Papyrus·······················6

L

living will······················56, 101

M

Medicaid·······························85
medical social worker············40
Medicare······························85
MRI·······························23, 37
MSW····································40

N

National Health Service·········86
NHS·····································86
NICU····································35
NST······································39

O

occupational therapist············38
ORT·····································38
orthoptist······························38
OT······································38

P

PET································23, 37
physical therapist··················38
POS 方式······························86
PPO 方式······························86

prosthetist····························38
PSW·····································40
psychiatric social worker········40
psychosomatic medicine·········2
PT·······································38

Q

QOL······································2

S

speech therapist····················38
spiritual·································1
ST·······································38

T

terminal care·················57, 101
TPP······································74

W

WHO 憲章······························1

X

X 線····································19

【編者略歴】

高木　康（たかぎ　やすし）

1976 年　昭和大学医学部卒業
1980 年　昭和大学医学部大学院修了（臨床病理学）
1982 年　昭和大学医学部講師（臨床病理学）
1984～86 年　米国スクリップス研究所（research fellow）
1986 年　昭和大学医学部助教授（臨床病理学）
2002 年　昭和大学病院臨床検査部長
2002 年　昭和大学医学部卒後臨床研修センター長
2003 年　昭和大学医学部教授（医学教育学）兼任
2011 年　昭和大学教育推進室長兼任
2016 年　昭和大学副学長（IR 担当）
2017 年　昭和大学特任教授，副学長（IR 担当）併任
2021 年　昭和大学名誉教授
　　　　　現在にいたる　医学博士

最新臨床検査学講座
保健医療福祉概論　　　　　　ISBN978-4-263-22372-7

2018 年 2 月 10 日　第 1 版第 1 刷発行
2025 年 1 月 10 日　第 1 版第 8 刷発行

編著者　高　木　　　康
発行者　白　石　泰　夫
発行所　医歯薬出版株式会社

〒113-8612 東京都文京区本駒込 1-7-10
TEL. (03)5395-7620（編集）・7616（販売）
FAX. (03)5395-7603（編集）・8563（販売）
https://www.ishiyaku.co.jp/
郵便振替番号　00190-5-13816

乱丁・落丁の際はお取り替えいたします　　印刷・三報社印刷／製本・愛千製本所
Ⓒ Ishiyaku Publishers, Inc., 2018. Printed in Japan

本書の複製権・翻訳権・翻案権・上映権・譲渡権・貸与権・公衆送信権（送信可能化権を含む）・口述権は，医歯薬出版（株）が保有します．

本書を無断で複製する行為（コピー，スキャン，デジタルデータ化など）は，「私的使用のための複製」などの著作権法上の限られた例外を除き禁じられています．また私的使用に該当する場合であっても，請負業者等の第三者に依頼し上記の行為を行うことは違法となります．

JCOPY ＜出版者著作権管理機構　委託出版物＞

本書をコピーやスキャン等により複製される場合は，そのつど事前に出版者著作権管理機構（電話03-5244-5088，FAX 03-5244-5089，e-mail：info@jcopy.or.jp）の許諾を得てください．